常见病康复自我调养丛书

脂肪肝康复自我调养

王强虎 主编

中国科学技术出版社
·北 京·

图书在版编目（CIP）数据

脂肪肝康复自我调养 / 王强虎主编. —北京：中国科学技术出版社，2020.4
ISBN 978-7-5046-8493-6

Ⅰ．①脂… Ⅱ．①王… Ⅲ．①脂肪肝 - 防治 Ⅳ．① R575.5

中国版本图书馆 CIP 数据核字（2019）第 275602 号

策划编辑	崔晓荣	
责任编辑	崔晓荣　张　晶	
装帧设计	华图文轩	
责任校对	邓雪梅	
责任印制	马宇晨	

出　　版	中国科学技术出版社	
发　　行	中国科学技术出版社有限公司发行部	
地　　址	北京市海淀区中关村南大街 16 号	
邮　　编	100081	
发行电话	010-62173865	
传　　真	010-62179148	
网　　址	http：//www.cspbooks.com.cn	

开　　本	720mm×1000mm　1/16
字　　数	182 千字
印　　张	14.5
版　　次	2020 年 4 月第 1 版
印　　次	2020 年 4 月第 1 次印刷
印　　刷	北京中科印刷有限公司
书　　号	ISBN 978-7-5046-8493-6/ R · 2495
定　　价	39.00 元

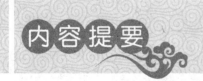

内容提要

　　本书从六个方面介绍了脂肪肝的中西医治疗及预防等知识，重点介绍适合读者自我调养和自我治疗的经穴、饮食、运动、起居、用药等简便实用方法。本书融会脂肪肝中西医治疗的基本常识，文字简洁而明了，具有科学性、实用性和可读性强的特点，不仅适合脂肪肝患者的自我治疗，也可作为基层医护人员的参考读物。

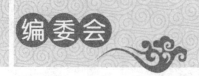

编委会

前　言

　　近年来，脂肪肝这一"富贵病"在我国发病率明显上升，有人曾在白领中做过一次调查，脂肪肝的检出率已达到 10% 以上，其中，30～40 岁的男性是脂肪肝患者大军中的"主力"，占全部脂肪肝患者的 1/4。更让人揪心的是不少医院甚至查出了许多儿童脂肪肝患者，也就是说脂肪肝发病已出现低龄化趋势。但是，随着周围人群脂肪肝检出率的增高，又没有更好的治疗方法，相当多的人对脂肪肝已不以为然，总认为脂肪肝至多算是一种亚健康状态，而不是真正的疾病，根本无须治疗。那么脂肪肝究竟是不是病，要不要治疗呢？当然，也有许多脂肪肝患者曾去医院就诊，尝试了不少治疗脂肪肝的药物，但就是不见好转，因而悲观地认为脂肪肝不可能治愈。

　　科学的回答是：脂肪肝危害人类健康，但脂肪肝如能早期诊治，可使其完全恢复正常。如果任其发展，则可发生脂肪性肝炎、肝硬化以及相关并发症。由于目前没有治疗脂肪肝的特效药物，防治脂肪肝这类现代都市病，只有通过饮食、运动、起居、自我治疗等措施才有可能有好的疗效。而这些综合措施需要全面贯彻，否则脂肪肝就是治好了也有可能复发。因此，脂肪肝患者一定要了解主动参与治疗的重要性，千万不要以为单纯依靠花钱买药就可求得健康。

　　本书正是从脂肪肝患者的需求出发，简要介绍了脂肪肝的基本知识、类型、临床症状、辅助检查方法、诊断和鉴别诊断等。另外，从六个方面简要介绍了脂肪肝的中西医治疗及预防等知识，重点介绍适合读者自我调养和自我治疗的简便方法。可以说，本书是一部全面反映脂肪肝患者自我治疗和自我保健的科普读物，内容融会脂肪肝中西医基本常识，全面而详尽，文字简洁而明了，具有科学性、实用性和可读性强的特点，不仅适合脂肪肝患者的自我治疗，也可作为基层医护人员的参考读物。

编著者

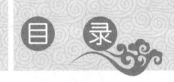

目 录

第1招 了解肝脏——祛脂防病第一关

第2招 了解经穴——祛脂疏肝有方法

第3招 饮食宜与忌——脂肪肝患者须知一

脂肪肝康复自我调养

第4招 运动宜与忌——脂肪肝患者须知二

第5招　起居宜与忌——脂肪肝患者须知三

第6招　用药宜与忌——脂肪肝患者须知四

第1招　了解肝脏——祛脂防病第一关

01　中医为何说肝是"将军之官"

肝为刚脏，体阴而用阳。所谓"刚"，有刚强躁急之意。古人把肝比喻为"将军"，用将军的刚强躁急、好动不静的性格来形容肝的生理特性。正由于肝为刚脏，所以肝有病变时，则其气易动易亢。因此，又有"体阴而用阳"之说。所谓"体阴"，一是指肝为藏血之脏，血属阴；二是指肝属脏，位居于下，故属阴。肝的生理功能，依赖于肝的阴血滋养才能正常。肝为刚脏，非柔润不能正常。所谓"用阳"，一是说在生理上，肝内寄相火，为风木之脏，其气主升主动，动者为阳；二是说在病理上，肝阴、肝血易虚，肝阳易亢。当肝有病时，常可见到阳气亢逆及动风之象，如眩晕、筋膜拘挛，甚则抽搐等。另外，肝失疏泄，又可引起气滞血瘀。肝气郁久化火，耗伤肝阴、肝血，肝之阴血虚损又可引起肝阳上亢。一般而言，在病理过程中，诸脏之阳气皆易偏于虚，唯有肝之阳气易亢。而肝阴和肝血又常偏虚。所以又有"肝气、肝阳常有余，肝阴、肝血常不足"的说法。

02　中医说肝主疏泄的几大含义

肝主疏泄是指肝气疏通调畅全身气机的功能。疏泄功能正常则使全身气机、气血运行、情志反应、津液输布、脏腑组织功能活动均处于协调和畅的状态，因此肝对全身机能活动调节是通过疏泄气机实现的。具

1

体表现在以下五个方面。

1.调畅精神情志

人体精神情志活动以五脏的精气和功能活动为基础，而五脏的功能活动又有赖于气机的调畅和血液的正常运行，故人的精神情志活动必然与肝主疏泄功能密切相关。肝主疏泄功能正常则气机调畅，脏腑功能活动协调，表现为精神愉快、情志舒畅；肝失疏泄，精神情志即可出现异常变化；如肝之疏泄不及，则肝气郁结，又称为"肝郁"，常表现为精神抑郁；若疏泄太过，则肝气上逆，常引起精神情志活动亢奋，表现为急躁易怒、心烦失眠等；若在使人大怒的外界事物刺激下，又常损伤肝脏，导致肝主疏泄功能失常，亦可见肝气郁结，气机不畅。因此，有"肝喜条达而恶抑郁"及"暴怒伤肝"的理论。

2.维持气血运行

肝对全身气机的疏通和调畅，促使全身之气通而不滞，散而不郁。人体的气血相依相随，运行不息，气为血之帅，气行则血行。气血又为全身脏腑经络等组织器官功能活动的物质基础。所以肝主疏泄功能正常，则气机调畅，气血通达，经脉通利，脏腑功能协调；若肝主疏泄功能不及，疏通升发无力，则气机郁滞，又称肝郁气滞，或简称"气滞""气郁"，可表现为胸胁胀满、两乳及少腹胀痛不适等病症，或形成癥积等气滞致血瘀的病症；若疏泄太过，升发亢奋，则肝气上逆，血随气涌，可出现头目胀痛、面红目赤，或吐血、呕血等症，甚则可因肝阳暴涨，阳亢风动，气血上冲，导致血溢于脑而猝然昏仆、不省人事等危症。

3.促进脾胃消化吸收

人体的消化功能包括对饮食的受纳和腐熟、水谷精微的输布和吸收等生理、生化过程。这些生理活动，虽然主要由脾胃主管，但也需要得到肝主疏泄的促进作用，方能维持消化的过程顺利进行。归纳起来，肝助消化的作用，主要体现在两个方面：一是肝能促进胆汁的生成和排泄；二是维持脾胃气机的正常升降。

胆附于右肝叶之后，胆内储藏胆汁，具有较强的消化作用。胆汁的生成、排泄都依靠肝之余气，通过疏泄作用，溢入于胆，聚合而成。肝疏泄正常，气机调畅，胆道畅通，胆汁方能顺利排入消化道，以起到帮助消化的作用；若疏泄失职，胆汁分泌和排泄异常，常出现黄疸、口苦、呕吐黄水、胁肋胀痛、食欲减退等症。这说明胆汁的分泌和排泄代表了肝疏泄功能的一个重要方面。

另外，肝助消化作用还表现在协调脾胃的正常升降方面。脾与胃同居中焦，脾主升，胃主降，只有脾升胃降协调，食物的消化过程才能正常。而脾胃的正常升降不仅与脾胃本身的生理活动有关，而且还和肝主疏泄的功能活动有密切联系。所以肝的疏泄功能正常，是脾胃正常升降，维持消化功能旺盛的一个重要条件。若肝的疏泄功能异常，则不但影响胆汁的生成和排泄，而且还会导致脾胃的升降机能紊乱。如脾不升清，在上发为眩晕，在下发为飧泄；如胃不降浊，在上则发为呕逆嗳气，在中则为脘腹胀满疼痛，在下则为便秘。前者称为"肝脾不和"，后者称为"肝气犯胃"，二者可统称为"木旺乘土"。对此，临床常采用疏肝理气、调和脾胃的方法予以治疗。

4.促进气、血、水的正常运行

气、血、水等物质在体内处于不停的流行状态。气、血、水流行通利状态，除和心、肺、脾、肾等脏腑的生理活动有关外，还和肝的生理功能有密切的关系。例如，气的正常运行，要依靠肝的疏泄功能，因为疏泄功能直接影响气机的调畅。肝主疏泄，气的运行通利，气的升降出入才能正常；若肝的疏泄功能失职，气机不畅，气的运行则发生障碍，可出现气滞不行的病理变化，出现胸、胁、乳房胀痛等症状。对此，多采用疏肝、理气的方药治疗，常能获得满意的效果。

气是血的运行动力，气行则血行，气滞则血瘀。这里所说的气，除了与心气的推动、肺气助心行血、脾主统摄血行等作用有关，还与肝主疏泄的功能有关。若疏泄正常，血液循环则保持通利状态；若疏泄失职，通利作用失常，则出现血瘀等病症，如胸胁刺痛，并积肿块，月经不调等。

肝的疏泄通利作用在促进水液代谢、保持水液代谢平衡方面也发挥着重要作用。肝调节水液代谢，主要体现在调畅三焦气机，维持三焦水道通畅，使水液易于流行等方面。如肝的疏泄失职，气机失调，不但影响到三焦水道的通利，使水液的输布排泄障碍，而且气滞则血瘀，瘀血阻滞脉道，进一步阻遏气机，而致水湿停留于人体某些部位，留而为饮，凝而为痰，痰气互结，又可形成痰核、瘰疬。如水湿停留于胸腹腔，则形成胸腔积液和腹水症。

肝主疏泄的这三个方面，相互之间密切联系。例如，情志障碍可影响胆汁的分泌和排泄，同样又可影响脾胃的消化功能；胆汁的分泌排泄功能障碍也可影响消化功能；情志不调，又可影响气血、水液的运行，反之，气血运行不利，也可影响情志活动。所以，这三个方面不能孤立地看待，只有将这三个方面互相结合全面去看，才能在临床实践中正确理解肝的疏泄功能。

5.调节生殖功能

人体生殖功能中，女子的月经和男子的排精与肝疏泄气机的功能密切相关。肝疏泄的气机调畅，冲、任二脉得其所助，则任脉通利，太冲脉盛，月经应时而至，孕育分娩顺利，所以有"女子以肝为先天"之说。男子的排精亦赖于肝，精液的封藏在肾，排泄在肝，气机调畅，则男子排精通畅。若肝疏泄失常，气机不畅，冲任二脉失和，女子可出现月经紊乱，或经行不畅，甚或痛经、闭经、不孕；男子可出现排精不畅或会阴胀痛不适、不育等病症。

03　中医为什么说肝藏血

肝主藏血，是指肝具有贮藏血液，调节血流量及防止出血的功能。这一功能体现在三个方面。

1. 贮藏血液

贮藏血液是指肝具有贮藏一定血液于肝内及冲脉之中，以供给机体各部生理活动之所需的作用，故肝又有主"血海"之说。肝藏血，一方面可以濡养自身，防止肝气升发太过，从而使肝之阴血制约肝阳，勿使上亢，维持肝正常疏泄功能，以利冲和条达；另一方面，"肝藏血，血舍魂"，魂为神之变，且随神而动。魂的活动以血为物质基础，肝血充足，则魂能安舍而不妄行游离。如若肝藏血不足，肝血亏虚，肝体失养，阴不制阳，肝阳上亢而升发太过，可出现眩晕、头目胀痛、面红目赤、头重足轻等症；肝血不足则魂不守舍，可出现惊骇噩梦、卧寐不安、梦游、呓语以及幻觉等症。

2. 调节血流量

调节血流量是指肝根据身体的不同生理状态，合理分配和调节各部位所需血流量的多少。当机体处于安静休息状态时，外周对血液需要量相对减少，相对富余的血液就归藏于肝而蓄以备用；当机体处于活动状态时，血液的需求量相应增加，肝在升动之性的配合下，则将所贮蓄的血液通过经脉按生理需求将血液输送到相应部位。机体各脏腑组织器官得到了肝血的濡养才能发挥正常的生理功能，如两目得到肝血的濡养则视物清晰，筋脉得到肝血的滋养则强健有力而活动自如，子宫得到肝血的充养则月经正常。应当指出，肝调节血流量是以贮藏血液为前提的。若肝血不足，调节血流量失常，则会导致机体众多部位供血减少，脏腑组织失养而见各种病症。如血不养目，则两目干涩、视物昏花或夜盲；血不濡筋，则筋脉拘急、肢体麻木、屈伸不利；血海空虚，胞宫血亏，则月经量少，甚则经闭等症。

3. 防止出血

防止出血是指肝气能收摄约束血液，防止血液逸出脉外。这是气的固摄作用在肝的体现。肝气充足，收摄有力，藏血正常，表现为血行脉内而无出血之患。若肝气虚弱，藏血失常，收摄无力，或肝火旺盛，灼伤脉络，迫血妄行，临床上均可见吐血、呕血、衄血、咯血或月经过多、崩漏等出血病症。

肝疏泄气机，又主藏血，藏血是疏泄气机的物质基础，疏泄气机是藏血的具体表现。故常用"肝体阴而用阳"来表述二者的关系。"体阴"主要是指肝及所藏阴血之实体，"用阳"主要是指肝的气机主升主动之功能及特性。肝贮藏血液、调节血流量及防止出血有赖于肝疏泄气机得以实现。而肝藏血又能制约肝阳，疏而不亢，则有助于肝的疏泄。所以二者存在着互根互用、相互制约的关系。在病理情况下，肝的阴血常表现为不足的虚证，即"肝体常不足"，而肝的疏泄功能失常则多为肝气郁结或升动太过，常表现为实证或本虚标实之证，即"肝用常有余"，这是肝的病理特点。

04 中医如何了解肝——四大晴雨表

1. 筋与爪

筋，包括肌腱、韧带和筋膜。筋有连接和约束骨节，主持运动和保护内脏等功能。所谓肝在体合筋，又称肝主筋，是指肝具有主管全身筋膜运动的功能。筋有赖于肝之阴血的滋养，才能发挥其正常的功能，故肝之阴血充盈，则肢体关节活动自如，强健有力；若肝之阴血不足，筋失所养，可表现为肢体关节活动失灵，或麻木不仁、屈伸不利，或手足震颤，或易于疲劳。此外脾胃与筋的关系也较密切，脾胃所运化的水谷精微可以养筋，若脾胃虚弱，气血生化乏源，也可使筋失所养，而致肢软无力，甚或萎废不用。

爪，即爪甲。爪甲为筋延伸到体表的外露部分，故有"爪为筋之余"之说。所谓肝其华在爪，是指肝血濡养爪甲，其盛衰可从爪甲色泽的枯荣反映出来。肝血充足，爪得血养，则爪甲坚韧、红润光泽；若肝血不足，则爪甲失养，可见爪甲淡白枯槁、软薄或变形脆裂。

2. 肝开窍于目

眼睛，又称精明，是视觉器官。眼睛主要由白睛（指巩膜部分，又称白眼）、黑睛（指虹膜部分，又称黑眼）、瞳神（即瞳孔，又称瞳仁、瞳子）、眼睑（指上下眼皮，又称眼胞）、两眦（指内外眼角，包括其内之血络，又称目内外眦）等五个部分组成。眼科的五轮学说将其分别配属于五脏，即白睛为气轮，属肺；黑睛为风轮，属肝；瞳神为水轮，属肾；眼睑为肉轮，属脾；两眦为血轮，属心。目之功能虽与五脏有关，但与肝的关系最为密切。肝的经脉又上连目系（目系又称眼系，为眼球内连于脑的脉络），视觉有赖于肝血的滋养，因而有"肝气通于目，肝和则目能辨五色矣"之说。肝气调和，肝血充足，则视物清晰、眼动自如。若肝之阴血不足，目失所养，则视物不清、双目干涩，或见夜盲；肝经风热，循经入目，则目赤痒痛；肝火上炎，上灼清窍，可见目赤肿痛之证；肝阳上亢，上扰清空，则头目眩晕；肝风内动，目系抽掣，则目斜上视；肝胆湿热，熏蒸于目，可出现白睛发黄等病症。可见肝病常可反映于目，故谓"目为肝之外候"。

3. 肝在液为泪

泪具有滋润眼睛和清洁眼球的功能。由于肝开窍于目，泪由肝阴所化生，受肝气控制，故泪为肝之液。肝之功能正常，则泪液分泌适量，滋润于目而不外溢。肝病可出现泪液分泌异常，如肝之阴血不足，则泪液分泌减少，两目干涩；肝经湿热，则目眵增多；肝经风热，则迎风流泪等。

4. 肝在志为怒

怒，即愤怒、恼怒。怒是人体在气愤不平、情绪激动时强烈的情感变化，属于不良的情志刺激。怒以肝藏血为物质基础，与肝疏泄气机主升发之用密切相关，故说肝在志为怒。当肝血充足，肝气平和，虽受外界刺激，但怒而不过，能有所节制；若肝之阴血不足，肝阳升泄太过，情绪不稳定，则稍遇刺激，随即勃然大怒，不可遏制。如大怒可使肝气上逆，血随气升，表现为头目胀痛、面红目赤，或吐血、呕血、气厥昏迷等病症；因郁怒又可使肝气不舒，故可见两胁胀满疼痛、两侧乳房或少腹作胀等病症，即是大怒伤肝的道理所在。因此息怒宁志是中医学所提倡的护肝保健之法。

05　现代医学对肝脏结构的认识

肝大部分位于右肋弓处，小部分位于左肋弓处，贴于膈的下方。因为肝有丰富的血液供应，所以肝呈棕红色，质软而脆。肝大部分为肋弓所覆盖，所以，正常时用手不易触及肝。

肝质软而脆，呈楔形，右端圆钝，左端扁薄，可分为上下两面前后两缘，左右两叶，成人肝重约 1400 克（男性 1500 克左右，女性 1300 克左右）占体重的 1/50 ～ 1/30。

肝位于腹腔右上部并占据上腹的一部分，小部分位于左上腹，卧位时，肝脏的上界在右侧锁骨中线第五肋间，通过叩诊可发现其上界。一般情况下上腹部触摸不到肝下缘，但有一少部分人肝位置下垂，则可于肋缘下触及肝下缘。

在儿童期，肝位置较成人略低，肝下缘在肋下 1 ～ 2 厘米处，少年期后，在肋下不易触及。肝的位置可随体位及呼吸变化有一定改变，站位和吸气时肝下移 1～2 厘米，而仰卧位和呼气时则有所上升。

06　肝是人体最大的"化工厂"

肝是人体最大的消化腺，具有分泌胆汁，参与糖、蛋白质、脂肪代谢，以及解毒和免疫等重要功能。

1. 代谢功能

一是肝参与糖的代谢：饮食中的淀粉和糖类消化后变成葡萄糖经肠道吸收，肝将它合成肝糖原贮存起来；当机体需要时，肝细胞又能把肝糖原分解为葡萄糖供机体利用。

二是肝参与蛋白质代谢：肝是人体白蛋白唯一的合成器官；γ 球蛋白以外的球蛋白、酶蛋白及血浆蛋白的生成、维持及调节都要肝的参与；氨基酸代谢如脱氨基反应、尿素合成及氨的处理均在肝内进行。

三是肝参与脂肪代谢：脂肪的合成和释放、脂肪酸分解、酮体生成与氧化、胆固醇与磷脂的合成、脂蛋白合成和运输等均在肝内进行。

四是肝参与维生素代谢：许多维生素如维生素 A、B 族维生素、维生素 C、维生素 D 和维生素 K 的合成与贮存均与肝密切相关。肝明显受损时会出现维生素代谢异常。

五是肝参与激素代谢：肝参与激素的灭活，当肝功能受损时可出现性激素失调。

2. 胆汁生成和排泄

胆红素的摄取、结合和排泄，胆汁酸的生成和排泄都由肝承担。肝细胞生成、分泌的胆汁，经胆管输送到胆囊，胆囊浓缩后排放入小肠（十二指肠），帮助脂肪的消化和吸收。

3.解毒作用

人体代谢过程中所产生的一些有害废物及外来的毒物、毒素、药物的代谢和分解产物，均在肝解毒。

4.免疫功能

肝是最大的网状内皮细胞吞噬系统，它能吞噬、隔离、消除入侵和内生的各种抗原。

5.凝血功能

几乎所有的凝血因子都由肝合成，肝脏在人体凝血和抗凝两个系统的动态平衡中起着重要的调节作用。肝功能破坏的严重程度常与凝血障碍的程度相平行，在临床上常见有些肝硬化患者因肝功能衰竭而致出血甚至死亡。除此之外，肝脏还参与人体血容量的调节，热量的产生及水、电解质的调节。如肝损害时对钠、钾、铁、磷等电解质调节失衡，常见的是水钠在体内潴留，引起水肿、腹水等。

07 什么是脂肪肝

生活中，许多自认为很健康的人走进B超室，取出的报告单上却是这样的结论："脂肪肝"。什么是脂肪肝呢？如果因各种原因使肝脂肪代谢功能发生障碍，致使脂类物质代谢失调，脂肪在肝组织细胞内贮积，就会产生脂肪肝。也就是说脂肪肝实际上就是过量的脂肪酸在肝内蓄积，脂肪在肝内合成增强，分化减弱，同时向肝外移出减少。当脂肪含量超过肝重的5%或组织学上单位面积中有1/3以上肝细胞脂肪变时，就被诊断为脂肪肝。不过脂肪肝是一种常见的临床现象，而非一种独立的疾病，其临床表现轻者无症状，重者病情凶猛。一般而言，脂肪肝属可逆性疾病，早期诊断并及时进行有效治疗可彻底治愈。

08　什么是酒精性脂肪肝

脂肪肝，是指由于各种原因引起的肝细胞内脂肪堆积过多的病变。在临床上根据疾病的病因将脂肪肝分成两大类：酒精性脂肪肝和非酒精性脂肪肝。酒精性脂肪肝是指由于长期饮酒引起慢性酒精中毒，进而出现脂肪肝。

酗酒者由于过量的酒精影响了肝内脂肪酸的氧化，致使脂肪酸在肝内积聚形成中性脂肪而导致酒精性脂肪肝。有长期酗酒史，每天饮酒在 100 ～ 150 毫升者，发生酒精性肝病的概率为不饮酒者的 5 ～ 25 倍。因酗酒可引起并加重肝内脂肪沉积，所以，可出现中毒现象或重度脂肪肝。长期酗酒者易患肝硬化，因为酒精对人体的危害以肝最严重。摄入的酒精由胃肠道吸收后，有 90% 以上在肝内代谢，并在肝中解毒。肝细胞中的酶将酒精催化变成乙醛，酒精和乙醛都直接刺激、损害肝细胞产生毒性作用，促使肝细胞发生变性、坏死。临床资料表明，脂肪肝发病率约占人口的 10%，饮酒者约为 58%。酒精性脂肪肝发生肝纤维化和肝硬化的速度比其他类型脂肪肝相对更快。研究表明，慢性酗酒是导致脂肪肝的常见原因，酒精性脂肪肝的发生与饮酒量和饮酒持续时间关系密切，而与饮酒的种类关系不大。一般而言，每天饮酒不超过 80 克不会发生脂肪肝，每天饮酒量超过 80 克时，酒精性脂肪肝发生率增加 5 ～ 25 倍。酒精性脂肪肝没有特异性临床症状，所以脂肪肝等肝病患者应禁止饮酒，包括啤酒。

酒精性脂肪肝的组织病理学特征，主要表现为部分肝细胞脂肪浸润或波及所有肝细胞，受累的肝细胞占 20% ～ 75% 时，使肝重量增加 2 ～ 4 倍。肝细胞内有三酰甘油，呈空泡状，迫使细胞核偏边呈"印戒状"。充满脂肪的肝细胞可破裂、融合而形成"脂囊"，但很少引起炎症反应。戒酒后，病变可逐渐消退或消失。

酒精性脂肪肝住院患者中，73%有肝大、黄疸，脾大也较常见，1/3患者血清天门冬氨酸氨基转移酶及胆红素增高。脂肪肝非肝硬化前期病变，于戒酒后脂肪肝会消失。肝活检有肝小静脉周围纤维化，常表明以后可能发展为肝硬化。据报道，酒精性脂肪肝患者在没有得到很好治疗的情况下，经过10～15年也会转为肝硬化。

> **小贴士**
>
> 经常饮酒，肝负担太重，即使每日饮酒不超过限量，也会危害身体特别是肝的健康，因此，不仅要少饮酒，而且不能经常饮。饮酒量（多少及频次）决定肝损害的程度。女性比男性更易受到酒精的伤害。饮酒数年的女性，若饮酒量每天达19克纯酒精量（约合182克葡萄酒、364克啤酒、56克威士忌），可引起肝损害；饮酒数年的男性，若饮酒量每天达56克纯酒精量（560克葡萄酒、1120克啤酒）可引起肝损害。科学工作者对长期嗜酒者肝穿刺活检，发现75%～95%饮酒者有脂肪浸润。

09 什么是非酒精性脂肪肝

非酒精性脂肪肝的致病因素复杂，可分为以下几种。

1. 单纯性脂肪肝

单纯性脂肪肝病变主体在肝小叶，小叶内1/3以上的肝细胞出现脂滴，但不伴有其他组织学改变。根据肝细胞脂肪变累及范围可将脂肪肝分为常见的弥漫性脂肪肝及弥漫性脂肪肝伴正常肝岛，局灶性脂肪肝相对少见。根据肝细胞内脂滴的大小不同可将脂肪肝分为大疱性脂肪肝、小疱性脂肪肝以及混合性脂肪肝，局灶性脂肪肝和脂肪性肉芽肿主要见于大疱性脂肪肝。

大疱性脂肪肝肝细胞内脂滴直径大于25微米，常为单个，肝细胞核可被挤压而移位。大疱通常发生于肝腺疱Ⅲ区，预后较好，累及Ⅰ区者预后较差。大的脂滴可相互融合成微脂囊肿，甚至形成脂肪性肉芽肿。小疱性脂肪肝肝细胞内布满直径3～5微米的细小脂滴，肝细胞核无移位，肝小叶结构无紊乱，一般不伴有肝细胞坏死和炎症，故不会发展为肝硬化。小疱性脂肪肝可为大疱性脂肪肝的轻型、前期或恢复期的表现形式，但经典的小疱性脂肪肝常伴有肝细胞线粒体肿胀、多形性异常，并伴有肝外器官脂质贮积，患者常出现多器官功能衰竭，预后较大疱性脂肪肝差。

2. 肥胖性脂肪肝

肥胖性脂肪肝往往是由于长期摄取过多的营养以及懒于运动、脂质代谢障碍所致。其中50%的肥胖者患有脂肪肝，是由于大量中性脂肪在肝沉积所造成。肥胖性脂肪肝一般不会发展为肝硬化。

肥胖者大多有过量食用高糖饮食的习惯。大量糖进入肝，超过了肝合成糖原的能力，而使相当多的糖经代谢转化成乙酰辅酶A，进而合成更多的脂肪酸。而肥胖者的体型特点对脂肪肝的形成也有一定的影响。腹型（即凸肚型）肥胖的人脂肪肝发生率比其他体型者稍多，这是因为腹部组织周围的脂肪细胞对刺激更敏感，以致由腹部组织周围的脂肪细胞输送进肝的脂肪酸增加。由于肝内脂肪酸除部分合成磷脂和胆固醇外，主要合成三酰甘油，新合成的三酰甘油再与肝细胞粗面内质网膜上合成的载脂蛋白结合，形成极低密度脂蛋白－三酰甘油而释放入血，当肝内合成的三酰甘油超过了肝将三酰甘油转运出肝的能力，或极低密度脂蛋白的输出发生障碍时，都可导致三酰甘油在肝内质网堆积而发生脂肪肝。

肥胖者多合并糖耐量减低和高胰岛素血症，促使肝合成大量三酰甘油，产生内源性高脂血症和脂肪肝。内源性血清三酰甘油升高的原因：①肝合成和释放脂蛋白量增加，脂蛋白从血中清除的过程发生障碍；②由于周围组织对胰岛素感受性低下，即具有胰岛素抵抗性，肌肉摄取葡萄糖的功能亦下降，以致葡萄糖不能被充分利用，过剩的葡萄糖不断刺激胰岛细胞分泌大量胰岛素，肝在胰岛素作用下，以葡萄糖和脂肪酸为原料合成大量的三酰甘油。

3. 中毒性脂肪肝

职业性接触对肝脏有毒的物质和可能有毒的物质是发生非酒精性脂肪性肝炎的重要原因之一。

环境内对肝有毒的物质包括：某些矿产品，工业生产过程中的产物，以及自然界（植物、真菌、细菌）内存在的各种亲肝毒物。苯、二氯乙烷、二氯乙烯、钡盐和铈可引起单纯性肝细胞脂肪变。无机砷化合物、溴苯、四氯化碳、三氯甲烷、氯联苯、氯萘、二氯甲烷、二硝基苯、三硝基甲苯、四氯乙烷、二氯乙烯、萘、二二三磷、铬等可引起肝细胞坏死合并脂肪变。

4. 妊娠急性脂肪肝

妊娠期肝病有两种情况：一种情况是妊娠和肝病是因果关系，即肝病由妊娠引起，如妊娠期高血压综合征导致的继发性肝损害、妊娠期肝内胆汁淤积和妊娠期急性脂肪肝等；另一种情况是妊娠并发肝病，如病毒性肝炎、药物性肝病等，此类肝病在非妊娠期亦可发生。妊娠期急性脂肪肝的病因尚未明确，可能与妊娠期激素代谢紊乱、营养不良、遗传性疾病、凝血病理异常等因素有关。病死率在80%以上，近年来病死率降至20%～30%。

妊娠急性脂肪肝初期可有持续性恶心、呕吐、食欲不振、喜食冷饮、烦渴、多尿、乏力、上腹痛、下肢浮肿、血压升高等症状。数天至1周后出现黄疸且进行性加深，常不伴瘙痒。易发生早产、死胎、死产。常在分娩后病情迅速恶化，出现凝血功能障碍，表现为皮肤瘀斑、齿龈出血、消化道及阴道出血，继而出现少尿、无尿、肾衰竭、弥散性血管内凝血等症状。

处理的早晚与本病的预后密切相关，确诊后应迅速终止妊娠并给予最大限度的支持治疗。

5. 药物性脂肪肝

据统计，目前至少有 200 多种药物可以引起不同程度的脂肪肝，如四环素、利福平、异烟肼、肾上腺皮质激素、作用于中枢神经系统的药物、睾酮类激素等。药物性脂肪肝的发生率在所有药物不良反应病例中居第三位，其机制较复杂，如四环素可结合到肝细胞的 RNA 上损害肝细胞的合成功能，使极低密度脂蛋白、三酰甘油合成减少，线粒体内脂肪酸的氧化作用和肝细胞摄取脂肪酸的作用均发生障碍而形成脂肪肝。

环境因素也可影响脂肪肝的形成。常见的致脂肪肝的毒物有四氯化碳、黄磷、异丙醇、环己胺、依米丁、砷、铅、汞等，其发病机制较为复杂。如四氯化碳通过抑制肝内蛋白合成，降低肝内脂肪酸氧化率，使肝三酰甘油释放障碍导致脂肪肝形成；而黄磷主要是导致肝内蛋白质、载脂蛋白合成障碍而使类脂质分泌减少，脂肪在肝内堆积致脂肪肝形成；异丙醇可使肝内 2- 磷酸甘油增加，脂肪细胞分解脂肪增多，未酯化脂肪酸进入肝脏也增多，使肝内三酰甘油合成过多，形成脂肪肝。

小贴士

脂肪肝根据发病的病程长短一般可分为急性和慢性两种。慢性脂肪肝较为常见，起病缓慢、隐匿，病程漫长；早期没有明显的临床症状，一般是在做 B 超时偶然发现；部分患者可出现食欲减退、恶心、乏力、肝区疼痛、腹胀，以及右上腹胀满和压迫感。由于这些症状没有特异性，与一般的慢性胃炎、胆囊炎相似，因而往往容易被误诊误治。

6. 营养失调性脂肪肝

营养过剩和营养不良都能导致脂肪肝的发生。由营养异常所致的脂肪肝病因相对复杂，主要有以下几个方面。

一是摄入过多脂肪，使脂肪代谢产物乳糜微粒或游离脂肪酸过多。

二是摄入糖类物质过多，糖刺激肝内脂肪酸合成增多，故合成脂肪量也增多。

三是蛋白质缺乏，当蛋白质缺乏或摄入的食物缺乏必需氨基酸，如苏氨酸、亮氨酸、异亮氨酸时，则缺乏合成载脂蛋白所需的原料，无法分解肝内的脂肪而形成脂肪肝。

四是食物中缺乏胆碱，可使卵磷脂合成受影响，极低密度脂蛋白合成减少，无法将脂肪转运至肝外。

上述因素常共同影响肝的脂代谢过程，导致进入肝的脂类物质过多，肝氧化分解以及转运到肝外的脂肪相对不足，一部分脂肪暂时沉积在肝细胞内成为"沉睡的脂肪"。

7. 糖尿病性脂肪肝

约 50% 的糖尿病患者可发生脂肪肝，特别是 40～50 岁的糖尿病患者更易出现肝内脂肪沉积。为什么会出现这种情况呢？因为糖尿病患者大都伴随肥胖，同时体内存在着胰岛素抵抗、糖代谢紊乱，处于高血糖状态。由于胰岛素抵抗产生糖代谢障碍，脂肪动员增加，使血液中游离脂肪酸含量增高；同时亦促进肝对脂肪酸的合成，使大量的脂肪酸蓄积在肝而导致脂肪肝，脂肪肝又反过来影响血糖的控制，造成恶性循环。患糖尿病后，患者体内的葡萄糖和脂肪酸不能被很好地利用，脂蛋白合成也出现障碍，致使大多数葡萄糖和脂肪酸在肝内转变成脂肪，存积在肝内从而使脂肪肝加重。

8. 肝炎性脂肪肝

肝炎急性期，患者由于较长时间的食欲下降，可引起营养不良，而缺乏蛋白质、维生素、胆碱、甲硫氨酸等去脂物质，均可引起蛋白质营养不良性脂肪肝。肝细胞的严重受损，使肝细胞内的脂肪分解与氧化功能降低，结果中性脂肪堆积在肝细胞内，也是脂肪肝的成因。病毒性肝炎时，肝内炎症往往伴随有肝细胞内微循环障碍及增生性改变，可使部分肝细胞缺氧、缺血，细胞与血液之间氧化物质交换不足，使肝内脂肪酸氧化减少。以上改变均使肝内多聚糖及 ATP 水平降低，肝内脂蛋白合成减少，三酰甘油与载脂蛋白结合发生障碍，输出减少，导致三酰甘油在肝内堆积而发生脂肪肝。肝炎恢复期，患者食欲显著增加，容易出现剩余的热卡以脂肪的形式蓄积而发生肥胖，继之发生脂肪肝。

9. 高脂血症并发脂肪肝

高脂血症患者易并发脂肪肝。临床分析发现脂肪肝多见于肥胖、高血糖者。从单纯因素看，肥胖对脂肪肝形成的影响最大，若再合并一种以上的因素，如高三酰甘油血症，则发病率明显提高。因此，控制体重、调整饮食结构、采取低脂限糖等膳食措施，是预防脂肪肝的关键所在。研究还发现单纯性高脂血症或单纯性肥胖并非都合并脂肪肝，只有同时伴发糖代谢异常的肥胖症及高脂血症患者才容易并发脂肪肝。

10　脂肪肝的临床检查、诊断方法

脂肪肝的诊断主要依靠病史、临床表现和试验室检查，特别是 B 超和 CT，但确切的诊断还是有赖于肝活检。对于脂肪肝的诊断可遵循以下原则：首先，应根据 B 超、CT 或 MRI 等影像学结果判断是否有脂肪肝；其次，根据试验室检查及肝活检病理组织学检查判断是单纯性脂肪肝还是脂肪性肝炎；再次，需要详细询问病史，有无饮酒、糖尿病、高脂血症及药物或毒物接触史，体重如何，从而明确病因；最后，脂肪肝的诊断应排除其他疾病，如 HCV（丙型肝炎病毒）感染、Wilson 病（常染色体隐性遗传性疾病）、血色病及自身免疫性肝炎。非均匀型脂肪肝还应与占位性病变相鉴别。

1. 影像学诊断

影像学是诊断脂肪肝的重要而实用的手段。脂肪肝 B 超检查可见肝实质呈微细致密的强反射光点，深部组织回声减弱；超声波对重度脂肪肝的诊断率达 95%。CT 扫描示肝密度比其他脏器（如正常脾、血管）低下，一般认为其准确性优于 B 超。有专家对根据 CT 和 B 超判断脂肪肝程度的准确性进行了比较，以 CT 值为标准的正确率为 65.9%，而以 B 超为标准的正确率为 93.1%。一般认为 MRI 对于脂肪肝的诊断价值较小，且价格昂贵，但其可显示肿瘤与血管的关系，有助于鉴别诊断。

2. 病史与试验室检查

（1）病史：脂肪肝无特异性症状。约半数患者无明显自觉症状，部分患者有易疲劳、食欲减退、腹胀、肝区不适或隐痛、恶心等症状；患者可能有长期饮酒史或患有糖尿病、肥胖、营养不良及中毒性肝损伤等病史；部分患者可触及肝大，并可有轻度压痛。

（2）试验室检查：可有血浆球蛋白变化，特别是 α_1 脂蛋白、α_2 脂蛋白及 β 脂蛋白增高，血清 GGT（谷氨酰转肽酶）、ALT（谷丙转氨酶）、AST（谷草转氨酶）活性轻度增高或正常。但这些均为非特异性的变化。

3.肝活检诊断

获取肝组织进行组织观察，可对脂肪肝做出确诊。肝组织病理学检查对明确诊断和判断病变程度、了解病因、估计预后均十分重要。在组织学上将脂肪肝分为轻、中、重三级，脂肪变性的肝细胞轻度占30%～50%，中度占50%～75%，重度占75%以上。

11 脂肪肝是健康的隐形杀手

目前，脂肪肝已经成为威胁人类健康的隐形杀手。有关统计资料显示，随着人们生活水平的提高，我国人群脂肪肝发病率较前几年有明显升高，尤其在大中城市人群，以及某些职业人群（如白领、高级知识分子、出租车司机等）中更是如此。尽管发病率上升，媒体对脂肪肝也有大量报道，但由于脂肪肝常无明显症状，因此，很多人对脂肪肝防治的重视程度明显不够。临床医生也发现，临床中的脂肪肝患者，大多数都是在健康体检中或因其他疾病就诊时才被发现患有脂肪肝。由于临床上对脂肪肝没有很好的治疗方法，有很多人以为得了脂肪肝没什么大碍。其实脂肪肝会使免疫功能下降，而且脂肪肝是肝纤维化、肝硬化的前期阶段，与肝炎、肝硬化、肝癌关系密切。

据欧美学者统计，脂肪肝的发病率约占总人口的10%；约50%的肥胖症患者和糖尿病患者及约57%的长期嗜酒者伴有脂肪肝。临床研究表明，在肥胖和糖尿病所致的非酒精性脂肪肝中，10年内肝硬化和肝病相关死亡的发生率分别为20%和12%；酒精性脂肪肝的预后则更差，大约40%的酒精性脂肪肝合并酒精性肝炎，多数患者死于肝功能衰竭和肝硬化。脂肪肝现已成为挑战人类健康的危险因素。

12 脂肪肝能引起什么疾病

早期脂肪肝，肝功能正常，症状也不明显，只是偶有口臭。一旦脂肪侵入到肝细胞的细胞质里去，患者转氨酶就会增高，肝功能就会受到影响，并出现疲乏无力、食欲不振等症状，如果继续发展下去，就有可能形成下列疾病。

1. 肝硬化和肝癌

脂肪肝长期得不到治疗会引起肝细胞缺血坏死，从而诱发肝纤维化和肝硬化等多种严重肝病。如果脂肪长期在肝内过度蓄积，就会造成被脂肪浸润的肝细胞肿胀，其他肝细胞受压迫，代谢受影响，而变形坏死；一旦肝脏纤维增生及假小叶形成，就成为肝硬化。据目前国内资料统计，脂肪肝纤维化发生率约为 25%，近 8% 的患者最后发展为肝硬化。一旦发生肝硬化，其预后与门脉性肝硬化相同，即可出现腹水、消化道静脉曲张、消化道大出血。个别患者会发生脂肪栓塞，甚至出现急性重症肝炎或暴发性肝衰竭而危及生命。部分肝硬化患者会转化为肝癌。临床统计数字显示，脂肪肝患者并发肝硬化、肝癌的概率是正常人的 150 倍。同时，由于脂肪肝患者机体免疫力相对较低，感染甲、乙型肝炎的机会也明显高于正常人。

2. 胃肠消化功能下降

脂肪肝直接影响胃肠道的消化功能，导致消化不良、食欲减退、厌食，进食后常感到腹胀、恶心，脂类代谢障碍等。长期食欲不振，会使人精神不振、神经衰弱、皮肤干枯、面色暗淡，严重影响工作和学习。

3. 心脑血管疾病

脂肪肝患者常伴有高脂血症、高胆固醇血症等，血液黏稠度增大，血管壁黏膜变性，血管腔变小，血管失去原有的弹性，血流缓慢易形成血栓，最终导致血管壁增厚变硬，形成动脉粥样硬化。心脏因此得不到充足的血液供应，从而引发心肌缺血、心肌痉挛、心绞痛或心肌梗死。如果脑部血管供血不足或破裂则引起脑梗死、脑中风。

4. 视力退化

中医认为，"肝开窍于目"，眼之所以能视物，有赖于肝气之疏泄和肝血的濡养。肝功能是否正常，常在眼睛上有所反应。脂肪肝患者在视觉上常有下列表现：眼前一过性黑矇，看不见周围的物体，片刻后恢复；读书时眼睛容易疲劳；看不清远处的物体；眼睛干涩；视力下降等。

5. 维生素缺乏

科学研究证明，当肝负荷过重时，会影响 B 族维生素的合成。而 B 族维生素的功能是帮助机体正常代谢脂肪，当缺乏 B 族维生素时，脂肪通常会渗入人体细胞里，继而会出现肥胖、冠心病（冠状动脉粥样硬化性心脏病的简称）、糖尿病等相关病症。

13　儿童同样能患脂肪肝

谈到成年人患脂肪肝，绝大多数人都可以理解，殊不知在脂肪肝的患者中，还有许多儿童脂肪肝患者。儿童患脂肪肝的情况并非罕见。随着人们生活方式的变化，儿童脂肪肝发病率不断增高。主要有两个方面的原因：一是有的女性从怀孕开始就无限制地加强自身的营养，导致热量摄入过高，体重增加过快，使得宝宝在出生时就体重"超标"，造成体内脂肪水平较高；二是儿童在成长过程中养成不良的生活习惯，例如喜欢吃麦当劳、肯德基等高热量食物，喜欢喝果汁及可乐等高热量饮料，同时体育活动减少。因此，导致体重不断增加，脂肪含量严重超标，过多的脂肪也在肝内积蓄起来，形成脂肪肝。对于儿童脂肪肝的预防和治疗其实并不难，关键的一点是教育儿童养成良好的生活和饮食习惯，讲究营养均衡。平时膳食摄入要注意按照膳食营养金字塔的要求，以各种主食类为基础，多吃蔬菜和水果，适当摄入一些优质蛋白质，例如瘦肉、奶制品和豆制品等，并控制油脂类食物的摄入量；另外还要注意加强体育锻炼。只要在这些方面加以注意，就能够有效地预防脂肪肝的发生，即使已经患有脂肪肝的儿童也很容易恢复正常。

> **小贴士**
>
> 儿童脂肪肝，多是肥胖儿童的伴随症状。调查报告显示，儿童中的肥胖率已经超过了 45%，在这些肥胖儿童中，有 30% ~ 40% 都患有不同程度的脂肪肝。患上脂肪肝后的儿童正常的血液供应、氧气供应及自身代谢都会受到影响，造成正常肝细胞被挤压变形，以及肝细胞大量充血水肿、炎症浸润，肝细胞坏死，日久可能逐渐发展成为肝硬化。但需要说明的是，在很多情况下，儿童脂肪肝只是肥胖症的伴随症状。

14 十个胖子八个脂肪肝

健康成年人的体重指数越大，脂肪肝的检出率就越高。各项数据证实脂肪肝与肥胖有直接关系，也就是说肝内脂肪堆积的程度与体重成正比。约半数肥胖症患者可有轻度脂肪肝；在重度肥胖症患者中，脂肪肝的发病率可高达 60% ~ 90%，可见肥胖症患者有明显的脂肪肝好发倾向。肥胖者体重得到控制后，其肝脂肪浸润亦减少或消失。患肝炎后不适当地增加营养又缺乏运动所致的肥胖是我国最常见的致脂肪肝的原因之一。对于肥胖所致的单纯性脂肪肝患者，减肥可能是唯一有效的治疗选择；而与肥胖相关的脂肪肝合并肝功能异常者，科学减肥可提高保肝药的治疗效果。一般体重每下降 1%，转氨酶下降 8.3%；体重下降 10%，转氨酶多能恢复正常。

15　脂肪肝患者饮多少酒较安全

脂肪肝患者每日饮多少酒较安全，国内外尚无定论。从有关的研究报告中可以看出，每日饮酒量与疾病的发生及社会行为有直接的关系。有人对 35 岁以上的成人为中心的 16 个调查组追踪随访 5 ～ 24 年，并且考虑到女性比男性对酒的耐受性较弱或体重较小，研究认为，每日男性 750 毫升、女性 500 毫升啤酒为一个健康的饮酒量。日本学者对 1 万人进行 14 年追踪调查的结果显示，缺血性心脏病患者，日饮酒量如果超过 750 毫升啤酒，其病死率明显上升；特别是已经患有心脑血管疾病、肝硬化、癌症等患者，每日饮酒即使不到 1000 毫升啤酒，其死亡的危险性也比不喝酒的人高出 1 倍，1000 毫升以上者要高出 1.6 倍；患食管癌的概率将高出 15 倍。因此，现在人们不仅提倡安全饮酒，而且提倡尽可能不饮酒。

16　脂肪肝不治疗的后果

近年来，脂肪性肝病的发病率呈逐渐上升趋势，而且有年轻化的倾向。然而，人们对脂肪肝的认识尚存在许多误区，而且随着周围人群脂肪肝检出率的增高，大家对患脂肪肝已不以为然，认为脂肪肝至多算是一种亚健康状态，而不是真正的疾病，根本无须治疗。那么脂肪肝究竟要不要治疗呢？近年来的大量研究表明，非酒精性脂肪肝是与生活行为密切相关的慢性疾病，其理由有三点。

一是至少 20% 的非酒精性脂肪肝是非酒精性脂肪性肝炎而不是单纯性脂肪肝，而非酒精性脂肪性肝炎现已明确为隐源性肝硬化和肝癌的重要前期病变，并且是导致肝功能衰竭的原因之一。

二是即使是单纯性脂肪肝，脂肪肝比正常肝脆弱，较易受到药物、工业毒物、酒精、缺血以及病毒感染的伤害，从而导致其他类型肝病发生率增高。

三是对于超重和肥胖者而言，脂肪肝的出现可能提示"恶性肥胖"，因为这种人很容易发生高脂血症、糖尿病和高血压病，最终发生冠心病、脑中风的概率也会显著增加。

为此，无论是从肝病还是从糖尿病和心脑血管疾病防治的角度看，脂肪肝都应尽快治疗。因此，即使是健康查体发现的无症状性脂肪肝亦不能掉以轻心，应该及时到医院诊治。

17　脂肪肝的临床表现有哪些

依据 B 超显示的血管相对密度判断脂肪肝程度，其中轻度：肝血管湮没；中度：肝血管反转显示与肝实质对比度明显；重度：与肝实质形成明显反差。

轻度脂肪肝多无临床症状，易被忽视。据统计，约 25% 以上的脂肪肝患者临床上可以无症状；有的仅有疲乏感，而多数脂肪肝患者体型较胖，故更难发现轻微的自觉症状。因此，目前脂肪肝患者多于体检时偶然被发现。

中重度脂肪肝有类似慢性肝炎的表现，可有食欲不振、疲倦乏力、恶心、呕吐、体重减轻、肝区或右上腹隐痛等。肝轻度大可有触痛、质地稍韧、边缘钝、表面光滑，少数患者可有脾大和肝掌。当肝内脂肪沉积过多时，可使肝被膜膨胀、肝韧带牵拉，而引起右上腹剧烈疼痛或压痛、发热、白细胞增多，易误诊为急腹症而做剖腹手术。

急性化学物品中毒、药物中毒或急性妊娠期脂肪肝，其多呈急性或亚急性重型肝炎的临床表现，易与重症肝炎相混淆。

此外，脂肪肝患者也常有舌炎、口角炎、皮肤瘀斑、四肢麻木、四肢感觉异常等末梢神经炎的改变。少数患者也可有消化道出血、牙龈出血、鼻衄等。

　　重度脂肪肝患者可以有腹水和下肢水肿、电解质紊乱（如低钠血症、低钾血症）等，脂肪肝表现多样，遇有诊断困难时，可做肝活检确诊。

18　脂肪肝的危险信号有哪些

　　脂肪肝会给人带来很大的问题，但脂肪肝的危险信号有哪些呢？一是食欲不振、疲倦乏力、恶心、呕吐；二是体重减轻、肝区或右上腹剧烈疼痛或压痛、发热、白细胞增多；三是突然的心绞痛发作，伴有恶心、呕吐等；四是头晕、头痛，尤其是头痛为跳痛或后脑胀痛者；五是耳鸣，一侧肢体、面部或口唇四周麻木；六是呼吸困难、咳嗽、咯血、放射状胸痛、昏厥等症状。当肝内脂肪沉积过多时，可带来肝硬化、脑血栓、肺栓塞等严重病变，严重的会发生突然死亡，因此，如果出现上述症状，请立即就医。

19　脂肪肝患者肝功能为什么异常

　　为何脂肪肝患者肝功能异常？这是因为脂肪肝是多种原因引起的脂肪组织在肝细胞内堆积的一个综合征。由于肝细胞内脂肪过度地堆积，引起肝细胞的代谢障碍，继而损伤肝细胞，使肝细胞发生坏死而引起肝功能异常。表现为谷丙转氨酶和谷草转氨酶轻度升高，但很少超过正常值的 4 倍。脂肪肝也可引起胆红素和碱性磷酸酶的升高，随着脂肪肝的好转，转氨酶、胆红素及碱性磷酸酶也逐渐降至正常。

20　中医如何认识脂肪肝

脂肪肝是现代医学病名，相当于中医的"积聚""痞满""胁痛"等病的范畴。中医认为，脂肪肝主要累及肝、胆、脾、胃，多因饮食不节、过食肥甘厚味或酗酒无度所致。根据本病脾胃升降失司、肝胆不和、湿热痰阻、气滞血瘀之病机特点，治以祛湿化痰，活血化瘀，舒肝利脂，调和脾胃，护肝降脂为法。

肝郁气滞型：胁肋胀痛，因情志变化而增减，有时嗳气，肝大或不大，乳房胀痛，脘闷食少，舌质淡，苔白，脉弦，妇女可见乳房胀痛，月经不调，痛经或闭经。治疗宜舒肝解郁，理气活血。

气血瘀阻型：肝大，胁下刺痛，痛处固定，肝区疼痛拒按，面颈部可见赤丝血缕，舌质暗，边有瘀斑、瘀点，脉细涩。治疗宜行气活血，软坚散结。

痰湿内阻型：肝脾大不适，疼痛不明显，痰多咳嗽，胸部满闷，脘腹胀满，恶心欲吐，舌质淡，苔白，脉弦滑。治疗宜化痰祛湿，理气降脂。

脾气虚弱型：精神萎靡，面目虚浮，气短乏力，饮食减少，食后脘腹作胀，大便稀溏不成形，舌质淡，脉细弱。治疗宜健脾益气，化浊降脂。

肝肾阴虚型：右胁隐痛，头昏耳鸣，腰酸乏力，手足心热，口干，体形偏瘦，舌质红，脉细数。治疗宜滋补肝肾，养阴降脂。

肝经湿热型：胁肋胀痛，口干且苦，尿黄，大便不调，或有黄疸，心烦易怒，舌苔黄腻，脉弦或滑数。治疗宜清肝化湿，降脂泻浊。

痰瘀交阻型：长期酗酒导致酒精性脂肪肝，肝大，质地较硬，肝区疼痛，或压痛明显，苔淡黄，脉弦数。治疗宜解酒祛脂，化痰破瘀。

21　防治脂肪肝有何措施

脂肪肝的防治首先要针对产生脂肪肝的病因采取相应措施，同时采用控制饮食、降低体重、适度运动、行为治疗及药物治疗等综合治疗措施。

1. 病因治疗

病因治疗：是防治脂肪肝的关键。如病毒性肝炎患者应予以抗病毒、调整免疫、改善肝病理和恢复肝功能等的药物治疗，以促使脂肪代谢恢复正常，常用药物有双虎清肝颗粒等。糖尿病患者应从控制血糖、恢复胰腺功能等方面治疗。酗酒及酒精性脂肪肝患者首先要戒酒。长期使用激素类药及抗结核药者，应选择对脂质代谢影响小、肝毒性小的药物，同时配合保肝治疗。营养过剩及肥胖者，则要减少饮食的热量摄入；营养不良者应补充蛋白质、维生素，并消除导致营养不良的各种因素。

2. 控制饮食，降低体重

控制饮食，降低体重是防治脂肪肝的一个中间环节。限制脂肪，尤其是动物脂肪的摄入，每天应少于 30 克；糖类食物也应控制，因为摄入糖类过多，可促进胰岛素分泌而增加糖转化为脂肪，故脂肪肝患者每日主食应控制在 250 克左右；蛋白质类食物要充足，每日应进食 100 克含蛋白质食物，因为蛋白质中含有多种氨基酸，其中半胱氨酸、蛋氨酸等能防止肝内脂肪类物质的贮留。古人曰"医食同宗""药食同源"，某些食物如大豆、玉米、玉米须、黄瓜、大蒜、葱头、蘑菇、生姜、海带、牛奶、鸡蛋、茄子、空心菜、韭菜、茶叶、菊花、山楂等均有一定降脂作用。在控制饮食的同时要逐渐降低体重，每周降 0.5 ～ 1kg，下降到正常即可。

3. 适度运动

运动强调适度，要因人而异，因病而异。单纯脂肪肝和肥胖者应增加活动量以促进脂肪的消耗，一般 2 小时步行 12 千米才能达到减轻体重的目的，坚持跑步也可促进脂肪的消耗。肝炎合并脂肪肝者要视病情而定，转氨酶明显升高时，应以休息为主，接近正常或正常时可逐渐增加运动量，活动时以自觉周身微微出汗，休息后无疲劳感为宜。有条件者可在医生指导下进行。

4. 行为疗法

修正不良习惯可以促进肥胖性脂肪肝患者减肥和防止体重反弹，根据对一些肥胖患者的调查，大部分有明显的不良饮食习惯，如起居室常备水果，此为先行因素。其对策是"不吃水果""家中和单位不放水果"，目的在于去除先行因素。然后再制订每周计划，达到程度以点数记于日记本上进行自我评估。纠正达到了既定目标后，应给予鼓励以建立其信心，促进患者长期自觉坚持减肥是成功的关键所在，这就是行为疗法。

5. 药物治疗

治疗脂肪肝没有特效药物。目前临床上的降脂药对脂肪肝有一定的辅助治疗作用。大体上分为三类：一类是胆碱类药物，它是通过促进磷脂合成来加速肝内脂肪的运转，如复方胆碱等；第二类是 B 族维生素类药物，它是通过补充脂肪代谢所需的维生素来促进脂代谢，保护肝细胞，如维生素 B_2、维生素 B_{12}、烟酸肌醇酯等；第三类是中药，大多为祛湿化痰、消食化积、活血化瘀、清热降火之品，如陈皮、半夏、枳实、红曲、郁金、水红花子、苦丁茶、全瓜蒌等。

总之，上述是治疗脂肪肝的 5 个方面，缺一不可。脂肪肝的治疗固然重要，但是预防脂肪肝的发生更为重要。

22 脂肪肝治疗的两大基本原则

脂肪肝如能早期诊治，可使其完全恢复正常。但如任其发展，则可发生脂肪性肝炎、肝硬化及相关并发症。因此，促进肝内脂肪消退可阻止慢性肝病进展，并改善脂肪肝患者的预后及生活质量。脂肪肝的治疗原则概括为以下两点。

一是去除病因：鉴于脂肪肝是一种可由多病因引起的获得性疾病，寻找与去除病因和积极控制原发基础疾病对脂肪肝的防治至关重要。对于大多数脂肪肝患者，首先应明确脂肪肝可能的病因及诱因，尤其注意易被忽视的因素，如药物的不良反应、工业毒物和环境毒素中毒、营养不良、甲状腺功能亢进症、重度贫血以及心肺功能不全的慢性缺氧状态等。大多数药物性脂肪肝及时停用相关药物后 2～3 个月内，可完全恢复正常。长期饥饿及蛋白质热量不足所致的脂肪肝通过在饮食中补充蛋白质或氨基酸及足够热量后，肝病变可迅速逆转。慢性肝炎患者不论病情是否需要，长期摄入过高的热量和过分强调休息，均可因体重增加而诱发脂肪肝，故应尽可能避免这些因素。小肠改道手术所致的脂肪肝应重做吻合手术，改善其消化功能，并补充必需氨基酸。妊娠期急性脂肪肝终止妊娠和控制并发症后，肝内脂肪沉积可完全消退，且不留任何后遗症。

二是靠综合治疗：许多患者经常辗转于各大医院寻求治疗脂肪肝的特效药物，事实上，至今国内外尚未发现治疗脂肪肝的灵丹妙药，而防治肥胖脂肪肝这类现代都市病，通过节食、运动等减肥措施比保肝药物治疗更为重要，尤其是单纯肥胖性脂肪肝。对于伴有转氨酶升高的非酒精性脂肪肝，减肥则是确保保肝药起效的重要前提条件。但是过去大家都比较轻视减肥的功效，其实，在脂肪肝的综合治疗中，保肝药物仅是一种辅助治疗措施，主要用于伴有转氨酶升高的脂肪性肝炎患者，是一个短期的强化行为，而更需要患者高度重视和调整的是自己的饮食、运动和不良行为的修正。这些非药物治疗措施需要贯彻终身，否则脂肪肝就是治好了也会复发。因此，脂肪肝患者一定要了解主动参与治疗的重要性，力争找出并纠正自己不良的饮食和生活习惯，千万不要以为单纯依靠药物就可求得健康。

23 什么是急性脂肪肝和慢性脂肪肝

根据临床起病的缓急分为急性脂肪肝和慢性脂肪肝。急性脂肪肝较少见，见于妊娠晚期，四环素、四氯化碳或黄磷等中毒，脑病脂肪肝综合征等所致的小疱性脂肪肝，偶见于酒精性肝病。起病急骤，通常伴有明显的肝功能障碍，严重病例可于数小时内死亡，有报道死亡率可达60%以上。但经过有效治疗，病情也可在短期内迅速好转，不留任何后遗症。

慢性脂肪肝较为常见，多表现为大疱性脂肪变性，病因甚多，常分为酗酒所致的酒精性脂肪肝和肥胖、糖尿病等所致的非酒精性脂肪肝两种。起病隐匿，肝功能损害常不明显，肝功能仅轻度异常或正常，常在健康体检，或因胆石症、病毒性肝炎等进行 B 超检查时发现。病程相对较长，一般呈良性经过，不至于危及生命，去除病因及合理治疗可以逆转不留后遗症。但也有部分患者进一步发展为肝纤维化及肝硬化。

第 2 招　了解经穴——祛脂疏肝有方法

01　何谓经络？经络真的存在吗

经络是什么？千百年来不少人曾提出过这样的问题。中医认为，经络是人体气血运行的通路，内属于脏腑，外布于全身，将各部组织、器官联结成为一个有机的整体。经，指经脉，犹如直通的径路，是经络系统中的主干；络，指络脉，犹如网络，是经脉的细小分支。经络，是经脉和络脉的总称。经络理论是古人在长期临床实践的基础上总结出来的。一般认为，其形成与疾病的证候、针感的传导、按摩和导引的应用以及古代解剖知识的结合等有关。这一理论与脏腑、气血等基础理论一起，对中医各科特别是对针灸的临床辨证和治疗，有极为重要的指导意义。

经络系统密切联系周身的组织和脏器，在生理、病理和防治疾病方面都起着重要的作用。《黄帝内经》说："经脉者，所以决死生，处百病，调虚实，不可不通。"这里概括说明了经络系统的重要性，可理解为经络系统有三方面的功能：在生理方面，有运行气血、协调阴阳的功能；在病理方面，有抗御病邪、反映证候的功能；在防治疾病方面，有传导感应、调整虚实的功能。用以创建现代医学的解剖方法，似乎对认识经络没什么帮助，不能帮助人们观察到经络及运行于其中的"气"，于是，不少人对经络与气的存在表示怀疑。

经络真的不存在吗？其实，经络虽看不见，摸不着，但在一定条件下能感觉到。科学家发现，对经络敏感的人约占（全人类）1%，另外99%的人虽不敏感，但有所谓隐性经络感传现象。实践表明，每人均有14条隐性经络感传线，而且几乎每人的位置都相同，并且常年不变。令人惊奇的是，这14条隐性经络感传线几乎与古人标示的经络完全重合。但经络研究目前还处于初级阶段，远未达到将经络、穴位和气是什么清楚地呈现出来的水平，即远未达到能揭示经络谜底的水平。还须应用多种学科的知识和研究手法，对经络、穴位和气的物理特性做深入的研究，积累材料，才有可能揭示其实质。经络在人体上具体的解剖结构迄今还没有找到。经络的实质究竟是什么，目前仍是个谜。但有一点是肯定的，经络是肯定存在的，用之指导于临床治病是有效的。

> **小贴士**
>
> 经络敏感人是指对针刺特别敏感的人。这种人接受针刺时，可沿经络循行路线出现感传现象或皮肤反应。一般指十二经脉中有六条经以上出现全经传导，其余经脉的感传也通过肘膝关节以上者，即称经络敏感人。通过大量普查，各地已陆续发现这类敏感人。国外亦有报道。

02　人体经络系统是怎样组成的

经络系统是中医数千年前就发现的人体网络系统，经络系统是经脉、络脉、十二经筋、十二皮部组成的（图2-1）。

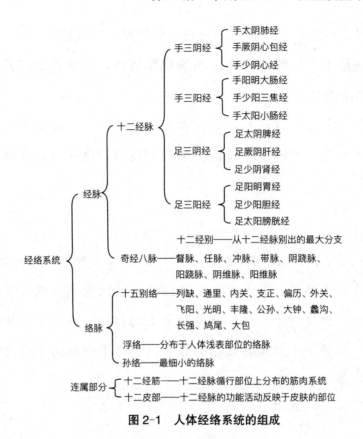

图 2-1　人体经络系统的组成

1.经脉分正经和奇经两大类。正经即十二经脉，有手足三阴经、手足三阳经，直接和五脏六腑相连，是全身气血运行的主要通道。奇经有八脉，这就是督脉、任脉、冲脉、带脉、阴跷脉、阳跷脉、阴维脉、阳维脉，有统率、联络十二经脉和调节经脉气血盈亏的作用。但十二正经都有阴阳经表里相合的关系，奇经没有阴阳经表里相合关系，十二经别是从十二经脉别出的经脉，可加强十二经脉表里两经之间的联系，并弥补十二经脉和其未能达到的器官之间的联系，经脉小的十二正经和奇经中的督、任两脉，合体十四经，是穴位指压、经络按摩疗法中应重点掌握的内容。

2.络脉是经脉的细小分支，分为十五别络、浮络、孙络。十五别络是较大的主要络脉，可加强相表里的阴阳两经在体表的联系。浮络是浮现于体表的络脉。孙络是最细小的络脉的分支，它遍布全身。孙络不仅使营卫气血通行敷布于体表，而且也是邪气出入的通路。

3.经筋是十二经脉与筋肉之间的联络通路，有连缀四肢百骸，管理关节屈伸运动的作用。

4.皮部是十二经脉功能活动在体表的反映部位，或说是十二经脉在体表的势力范围，也叫十二皮部。某经的皮部，就是该经在体表的作用区域。

> **小贴士**
>
> 十二经脉加上任、督二脉合称"十四经"，是经络系统中的主干，另外还有许多络脉，有大有小。把经络系统比喻成一棵枝繁叶茂的大树，十四经是树干，络脉就是树干上的枝杈，遍布于全身的每一个角落，加强了十四经脉之间的联系，并将十四经的气血能够运行到身体的每一个角落。

03 经络在脂肪肝防治上的应用

经络说明脂肪肝的病理变化：由于经络是人体通内达外的一个通道，在生理功能失调时，又是病邪传注的途径，具有反映病候的特点，故临床上脂肪肝的病理过程中，常常在经络循行通路上出现明显的压痛，或结节、条索状等反应物，以及相应的部位皮肤色泽、形态、温度、电阻等的变化。通过望色、循经触摸反应物和按压等，可推断疾病的病理变化。最明显的就是肝的背俞穴部位有压痛、结节，以至条索状的阳性反应物。

指导辨证：由于经络有一定的循行部位及所络属的脏腑及组织器官，故根据体表相关部位发生的病理变化，可推断疾病的经脉和病位所在。临床上可根据所出现的证候，结合其所联系的脏腑，进行辨证归经。比如脂肪肝患者多在足肝经的循行路线表现为不同的症状。

　　指导治疗：针灸治病是通过针刺和艾灸等刺激体表某些腧穴，以疏通经气，调节人体脏腑气血功能，从而达到治疗疾病的目的。由于内属脏腑，外络肢节，因而在临床治疗时常根据经脉循行和主治特点采用循经取穴进行治疗。比如足少阴肾经循行经过于肝，所以临床上常按摩足少阴肾经的原穴涌泉来降脂调养，不但疗效明显，而且实用简单。

04　穴位究竟是什么

　　我们已经大概了解了经络的概念与循行，了解了经络与脂肪肝之间有可能的联系，但这还远远不够，还得了解穴位。

　　其实，早在两千多年以前，我们祖先就已经知道人体皮肤上有着许多特殊的感觉点，把它叫腧穴。《黄帝内经》指出，"气穴所发，各有处名"，并记载了 160 个穴位名称。晋代皇甫谧编纂了我国现存针灸专科《针灸甲乙经》，对人体 340 个穴位的名称、别名、位置和主治一一论述。迨至宋代，王惟一重新厘定穴位，订正讹谬，撰著《铜人腧穴针灸图位》，并且首创研铸专供针灸教学与考试用的两座针灸铜人，其造型之逼真，端刻之精确，令人叹服。可见，很早以前，我国古代医学家就知道依据腧穴治病，并在长期实践过程中形成了腧穴学的完整理论体系。《类经·人之四海》载："输、腧、俞，本经皆通用。"因此，腧穴又有输穴、俞穴之称，也有叫穴位、穴道或孔道的。

　　按照中医基础理论，人体穴位主要有三大作用，它既是经络之气输注于体表的部位，又是疾病反映于体表的部位，还是针灸、推拿、气功等疗法的施术部位。穴位具有"按之快然""驱病迅速"的神奇功效。那么，穴位的实质究竟是什么呢？它真是人体的特殊结构吗？

　　长期以来，人们对此推测纷纷，莫衷一是。有人从穴位的电学特性去探索它的本质。1950年，日本的中谷用12伏直流电通过人体皮肤，发现皮肤上存在某些导电量特别高的"良导点"，它们的位置与穴位位置吻合。此后不久，法国著名针灸学家尼伯亚特在助手的协助下，应用测定皮肤电阻方法证实了这一现象，并确定穴位电阻只有它周围皮肤电阻的一半。在尸体上进行的测量也获得同样的结果。20世纪50年代后期，我国学者有关穴位电生理的研究，也基本肯定了穴位具有低电阻高电位的特性。然而，据推测，全身穴位的总面积仅占体表的万分之四，而全身体表电阻的部位却很多，远远不限于穴位的地方。况且，如进食、睡眠、运动等生理活动，时序、季节、气温等外界环境改变以及精神心理状态等诸多因素，都会影响皮肤电阻值。研究人员感叹：以此（皮肤电阻测定法）测定经穴颇有困难。也有人将古老的腧穴理论与现代医学理论比拟分析，力图用新理论、新概念阐释它们，但最后由于难度太大没有收获。

又有人着力于研究穴位的形态结构，希望一举揭开穴位之谜，科学家解剖观察尸体上324个穴位，发现99.6%的穴位与神经有关。他们进一步发现，经穴与相关脏器的神经分布往往属同一脊髓节段，表里两经的穴位也多隶属脊髓同一节段。国外的科学家也证明，在全身穴位中，约有100个穴位组织深层穿行着神经束，穴位还与肌梭、神经腱梭、触觉小体、环层小体等感觉神经节细胞周围突末端的感受器有关。但是，有同样的研究得出相反的结论：穴位与非穴位组织均有神经纤维分布，它们在组织学上并无明显差异。至于穴位与非穴位区域下神经组织有什么不同，现在还不清楚。还有人报道，穴位与血管、淋巴管关系密切。经过多年的研究，截至目前，对于穴位的具体结构或它的实质到底是什么？穴位是什么？科学家仍是各持己见，众说纷纭，未见有一个明确答案。这也是目前众说纷纭，肯定与怀疑皆有的原因。

05　穴位疗法对疾病十分有效

　　虽说穴位到底是什么，还不十分清楚，但穴位疗法对疾病十分有效。这已经得到许多人一致的肯定，而且越来越得到世界各国的肯定。事实上，环顾四周，我们的身边不乏借针灸、指压等治好病或使病情好转的例子。此外，因自己亲身体验的效果，而热衷于此疗法的人也不少。关于穴位医疗方法，不在此多言。但可肯定的是，穴位疗法绝不是骗术，而且很明显地对疾病恢复发挥莫大的助力。为何会如此有效呢？这么一问，就是相信刺激穴位对治疗疾病有疗效的人，也可能难以回答。因为，虽然很多人知道有效，但并不清楚其真正原因。

　　祖国医学，自古以来便以其独特的思维方式来解释穴位疗法的效果。在《黄帝内经·素问》中就有记载"气血不顺百病生"。认为气、血、津液是构成人体的基本物质，是脏腑、经络等组织器官进行生理活动的物质基础。气是不断运动着的具有活力的精微物质；血即指血液；津液是机体一切正常水液的总称。从气、血、津液的相对属性来分阴阳，则气具有推动、温煦作用，具有濡养、滋润等作用。现代有的人认为中医所谓的气血，就是支配内脏的一种能量，而这种能量若流动混乱，就会引起各种疾病。穴位就是位于能量流动的通路上，这种通路称为"经络"。

　　中医认为人体的内脏若有异常，就会反映在位于异常的内脏经络上，更进一步地会反映在能量不顺的经穴上。因此，通过给予穴位刺激，使能量的流动顺畅，而达到治病的效果，这就是穴位治疗的目的。但遗憾的是，无论听过多少这类的说明，身为现代人，仍然无法总结出该疗法为何有效。听到这些不明缘由的气血等名词时，反而觉得十分不科学，甚至怀疑穴位疗效。这也许正是此疗法是祖国医学的神秘之处。我们还是要相信老祖宗发现的穴位法，对于现代人来说，如何进一步研究穴位与疾病的关系还有很长的路要走，当然对于研究脂肪肝而言，脂肪肝与经穴之间的关系同样是一个很好的课题。

> **小贴士**
>
> 中医讲，人体的气，是不断运动着的具有很强活力的精微物质。它能通过经络流行于全身各脏腑、经络等组织器官，无处不到，时刻推动和激发着人体的各种生理活动。气的运动，称作"气机"。气的运动形式虽是多种多样，但在理论上可将它们归纳为升、降、出、入四种基本运动形式。

06　什么是针灸

针灸是针法和灸法的合称。针法是把毫针按一定穴位刺入患者体内，用捻、提等手法来治疗疾病。灸法是把燃烧着的艾绒按一定穴位熏灼皮肤，利用热的刺激来治疗疾病。针灸是我国古代常用的治疗各种疾病的手法之一，如今人们生活中也经常用到。针灸是一种我国特有的治疗疾病的手段。它是一种"从外治内"的治疗方法，是通过经络、腧穴的作用，以及应用一定的手法来治疗全身疾病。在临床上按中医的诊疗方法诊断出病因，找出疾病的关键，辨别疾病的性质，确定病变属于哪一经脉，哪一脏腑，辨明它是属于表里、寒热、虚实中哪一类型，做出诊断。然后进行相应的配穴处方，进行治疗。以通经脉，调气血，使阴阳归于相对平衡，使脏腑功能趋于调和，从而达到防治疾病的目的。针灸疗法是祖国医学遗产的一部分，也是我国特有的一种民族医疗方法。千百年来，对促进健康有着卓越的贡献，为广大群众所信仰。针灸由"针"和"灸"构成，是中医学的重要组成部分之一，其内容包括针灸理论、腧穴、针灸技术以及相关器具，在形成、应用和发展的过程中，具有鲜明的中华民族文化与地域特征，是基于中华民族文化和科学传统产生的宝贵遗产。

针灸在长期医疗实践中，形成了由十四经脉、奇经八脉、十五别络、十二经别、十二经筋、十二皮部以及孙络、浮络等组成的经络理论，以及 361 个腧穴以及经外奇穴等腧穴与腧穴主病的知识，发现了人体特定部位之间特定联系的规律，创造了经络学说，并由此产生了一套治疗疾病的方法体系。到目前为止，针灸已经传播到世界一百四十多个国家和地区，为保障人类的生命健康发挥了重要的作用。针灸是在中国历代特定的自然与社会环境中生长起来的科学文化知识，蕴含着中华民族特有的精神、思维和文化精华，涵纳着大量的实践观察、知识体系和技艺，凝聚着中华民族强大的生命力与创造力，是中华民族智慧的结晶，也是全人类文明的瑰宝，应该得到更好的保护与利用。

07　针灸对脂肪肝有治疗作用吗

针灸是我国传统医学宝库中的一枝奇葩，在调理脂肪肝方面同样发挥着重要的作用。针灸治疗脂肪肝操作简便，安全可靠，患者痛苦小，因此，受到很多脂肪肝患者的欢迎。应用针灸治疗脂肪肝，有一定的疗效；对 20 ～ 50 岁的中青年脂肪肝者效果较好。另外，针灸治疗脂肪肝的效果与季节、气候都有关系。通常春夏见效较快，秋冬见效较慢。这是因为春夏两季人体的新陈代谢功能旺盛，自然排泄通畅，因而有利于治疗脂肪肝。长期的临床研究和大量的动物试验已证实，针灸可降低血脂，调节免疫功能，能有效地预防和控制脂肪肝的发生。用针灸刺激相应的穴位，疏通经络，调节内分泌及机体平衡。通过调理，由内而外，标本兼治。近年来，不少的针灸专家运用针灸结合艾灸治疗脂肪肝也取得了显著疗效。治疗后，患者的血清胆固醇、甘油三酯均有不同程度的降低，肝功能也有所改善，且无不良反应。

08 针灸治疗脂肪肝疼痛能否忍受

针灸时是否有疼痛的感觉取决于两个方面：一个是医生，另一个是患者。一般来说，针灸刺入人体后会产生酸、麻、胀、重、痛等感觉，这些都是针灸得气的反应，是好的表现，是检验本次针灸是否"合格"的一个指标，如果针入人体后没有任何感觉，说明这次针灸是"不太合格"的，这个医生的针灸手法是值得怀疑的。一个好的医生，他的针入患者体内后，会使患者的局部产生或酸、或麻、或胀、或重、或痛的感觉，这种感觉不是存在于患者表皮的，来源于针尖所到的部位；一个好的针灸医生，会使针尖所到之处的一大片区域产生这几种感觉，产生感觉的部位可以达到直径5厘米，甚至更大。这种感觉是非常舒服的感觉，是一种挑动沉疴的感觉，是一种按摩弹拨劳损的肩背的感觉。一个手法差的医生，带给患者的是进针时的疼痛，行针时的疼痛，这种疼痛是非常不舒服的疼痛，这个疼痛的部位是在皮肤的表层，是一种牵拉皮肤的刺痛，跟上面所说的感觉非常舒服的"痛"发生的部位不一样，上面所说的痛发生在深层，也就是针尖所到的部位，也就是有病痛的部位。当然，一个身心放松的患者，也会配合医生的进针，减少针灸发生痛的概率。一个非常紧张的患者，他的那种不好的痛感是会经常发生的。所以，针灸的痛，不是绝对的，好的痛可以解除患者的痛苦。不好的痛，是因为患者的紧张和医生的技术造成的。如果针灸时，能够做到全身心的放松，并且有一个技术成熟医生来针灸，那么，你基本上不会被疼痛困扰！

09 针灸治疗脂肪肝的三大原则

针灸在治疗脂肪肝的过程中，无论是用针还是用灸，一般应遵循下列几项原则。

1. 辨证取穴

应根据患者的临床特点,选择最适合的穴位。如食欲亢进、易饥饿者,应首选足三里、中脘、肝俞穴;如体态虚胖、动则气喘者,可选择足三里、三阴交穴;如脘腹满闷、肢体沉重者,应选足三里、中脘、脾俞等。

2. 准确定位

治疗找穴时,最好应用耳穴探测器或探测针在耳穴区寻找最佳敏感点,然后将针对准敏感点,准确压入,固定牢靠,轻轻揉压直到有明显的酸麻胀重的得气感为止。

3. 严格消毒

整个操作过程应做到严格消毒,所有的针和器械均应浸泡在75%的乙醇或消毒液中备用,防止发生感染或污染。

小贴士

需要说明的是,针刺治疗期间配合适当的户外活动,如散步、慢跑等,会使针刺治疗脂肪肝的效果更明显。脂肪肝患者如果在针刺中出现眩晕、疼痛、恶心等症状时,属于针刺的不良反应,应立即中断治疗,防止危险情况的发生。在治疗过程中,可能会出现厌食、口渴、大小便次数增多、疲劳等反应,均属正常现象。因为通过针刺治疗,机体的内在功能不断调整,促使新陈代谢加快,能量不断消耗,因而出现一些临床反应。等到机体重新建立平衡,这些症状就会消失。

10 艾灸治疗脂肪肝的特点

灸法是一种用火烧灼的治疗保健方法，主要是利用菊科植物艾叶做原料，制成艾绒，在一定穴位上，用各种不同的方法燃烧，直接或间接地施以适当的温热刺激，通过经络的传导作用而达到治病和保健目的的一种方法。艾灸法属于中医治疗保健方法之一，不仅能治病而且能防病；作为一项保健措施，它不仅对中老年身体健康有明显的保健作用，而且对中老年健康也有十分重要的治疗作用。灸法在国内外实践中已经取得了相当好的效果。之所以能够得到广泛应用，一个重要原因是简便易行，效果明显。灸法比针法还要容易，只在皮肤进行直接或间接地施适当的温度，不触及内部重要组织。脂肪肝保健灸尤其容易，因为取穴不多，便于掌握，只要经过一般医师的指导，或者按图取穴，就可以自己操作，或者家人、朋友互相操作，达到保健的目的。关键问题在于取穴和操作技术，也就是说灸法操作水平的高低直接关系到脂肪肝治疗的效果。

11 艾灸治疗脂肪肝有没有效果

笔者曾遇到一位患者，正当而立之年，年富力强，在单位独当一面，而且天天应酬不断。某一天突然觉得恶心、右胁下不适，B超检查是中度脂肪肝，而且肝功能也有损伤，立即吃药，吃了一段时间，脂肪肝没好，肝损伤倒厉害了。后来，有朋友介绍到灸疗特色专科接受两个疗程的柔肝消脂膏间接灸法治疗，患者恶心及右胁下不适症状消失，B超及肝功能均恢复正常。

中医学认为脂肪肝的病因为过食肥甘厚腻，恣意饮酒。其产生主要责之于肝脾两脏，其病因可概括为肝失疏泄、肝血瘀滞、脾失健运、湿邪不化、痰湿内生。故活血化瘀、清热疏肝解郁、健脾化湿祛痰可作为本病的治疗原则，而灸疗有行气活血、疏肝利胆、健脾化湿清热之效。操作简单，无痛、无不良反应，是一种绿色疗法，用它治疗脂肪肝，可疏通肝气机，促进肝细胞脂肪的转化与排泄，调整脂肪代谢，改善肝细胞的脂肪变，增强肝功能，从而达到消除肝内脂肪的目的。

12　脂肪肝患者艾炷直接灸的方法

艾炷直接灸即将艾炷直接放在穴位上灸。为防止倾斜，施灸前可先在穴位局部皮肤上涂以少量大蒜汁、凡士林或清水，以增加黏附性或刺激作用。艾炷是用艾绒捏成的圆锥形小体，每燃烧尽一个艾炷称为"一壮"。一般以艾炷的大小和壮数来掌握刺激程度，一般灸 7 ～ 9 壮为宜，直接灸临床又分瘢痕灸、无瘢痕灸和发疱灸三种。

1. 瘢痕灸（又称化脓灸）

用火点燃小艾炷，每壮艾炷必须燃尽，除去灰烬，再更换新炷。灸时可产生剧痛，术者可拍打施灸穴位四周，以缓解疼痛。待所需壮数灸完后，施灸局部皮肤往往被烧破，可予贴敷生肌玉红膏于创面，每日换贴 1 次，1 周以后即可化脓，5 ～ 6 周灸疮结痂脱落，局部留有疤痕。临床常用于瘰疬，皮肤溃疡日久不愈，疣、痣、鸡眼及局部难治性皮肤病。

2. 无瘢痕灸

施灸后局部皮肤红晕而不起疱，且灸后不留瘢痕。临床应用中、小艾炷，施灸时患者稍觉灼痛即去掉艾炷，另换一炷。以局部皮肤红晕、无烧伤、自觉舒适为度。临床适用于湿疹、痣、疣、疥癣及皮肤病溃疡不愈。

3. 发疱灸

用小艾炷，艾炷点燃后患者自觉局部发烫时继续灸 3 ～ 5 秒钟。此时施灸部位皮肤可见一艾炷大小的红晕，1 ～ 2 小时后局部发疱，一般无须挑破，外敷消毒纱布 3 ～ 4 天后可自然吸收。临床用于疮肿、瘰疬、白癜风、皮炎、疥癣等的治疗。

13 脂肪肝患者艾炷间接灸的方法

艾炷间接灸是用药物将艾炷与施灸腧穴部位的皮肤隔开而施灸的一种方法。此种灸法可产生艾灸与药物的双重作用，是临床广为应用的一种灸法。

1. 隔姜灸

将鲜生姜切成3～4毫米厚的姜片，中间以针刺数孔，放置穴位处或患处，上置艾炷施灸（图2-2）。年老患者感到局部灼热疼痛，可将姜片稍提起，然后放下再灸，灸完所规定的壮数，至局部皮肤红晕为度。多用于皮肤冷痛、虚寒性慢性病、面瘫、冻疮、皮肤慢性溃疡、疮癣等的治疗。

2. 隔蒜灸

将鲜蒜切成3～4毫米厚的片，中间以针刺数孔。具体灸法同隔姜灸。（图2-3）隔蒜灸后多有水泡，注意皮肤护理，预防感染。多用于治疗瘰疬、疮毒、皮肤红肿、瘙痒、毒虫咬伤、肺结核等。

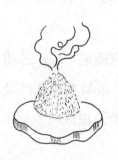

图2-2 隔姜灸

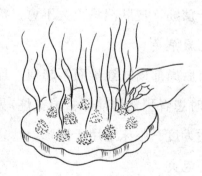

图2-3 隔蒜灸

3. 隔盐灸

用纯净的食盐填平脐中，或于盐上再置一薄姜片，上置大艾炷施灸（图

2-4）。本法适用于阳痿、滑泄、不孕、荨麻疹、瘙痒症，以及美容、保健、抗衰老等。

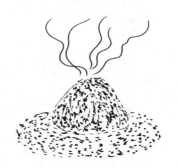

图 2-4　隔盐灸

4. 隔附子饼灸

将附子研成粉末，加面、酒调和制成直径 2 ～ 3 厘米、厚约 0.8 厘米的附子饼，中间以针刺数孔，具体灸法同隔姜灸。多用于身体肿、面黑有尘的皮肤色素沉着病和疮疡久溃不敛等。

14　脂肪肝患者艾条灸的方法

艾条灸是用薄绵纸包裹艾绒卷成圆筒形的艾条，施灸时点燃一端，在穴位或患处施灸。艾条灸法又分为温和灸、雀啄灸和回旋灸三种。

1. 温和灸

将艾条的一端点燃，对准施灸部位，距皮肤 1 ～ 2 厘米进行熏灸，使患者局部有温热感而无灼痛，一般每穴施灸 3 ～ 5 分钟，以皮肤红晕为度。多用于面瘫、眼袋、皱纹、白癜风、皮肤瘙痒症、雷诺病、斑秃、荨麻疹、血管炎、风疹及皮肤疱疹久不收口等多种疾病。温和灸（图 2-5）多用于灸治慢性病。

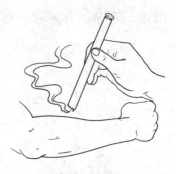

图 2-5 温和灸

2. 雀啄灸

点燃艾条一端后，与施灸部位并不固定在一定距离，而是像鸟雀啄食一样，一上一下地施灸称为雀啄灸（图 2-6）。本法适应证基本同上，但雀啄灸多用于灸治急性病。

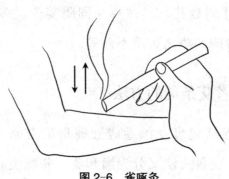

图 2-6 雀啄灸

3. 回旋灸法

回旋灸法又称熨热灸法，是指将燃着的艾条在穴区上方做往复回旋移动的一种艾条悬起灸法，本法能给以较大范围的温热刺激（图 2-7）。回旋灸的艾条，一般以纯艾条即清艾条为主，近年来，临床上也有用药艾条施灸，取得较好的疗效。其中，报道较多的为赵氏雷火灸法，以独特的配方研制成的药艾条做回旋灸，用于治疗某些五官科及妇科病症。

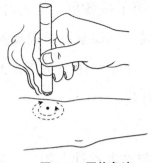

图2-7 回旋灸法

4. 实按灸

实按灸，艾条灸的一种。将艾条（通常用药艾条）燃着端，隔布或绵纸数层，紧按在穴位上施灸，使热气透入皮肉，待火灭热减后，再重新点火按灸，每穴可按灸几次至几十次（图2-8）。常用于风湿痹证。古代的太乙神针、雷火针灸法属此范畴。《寿域神方》卷三："用纸实卷艾，以纸隔之，点穴于隔纸上，用力实按之，待腹内觉热、汗出，即瘥。"

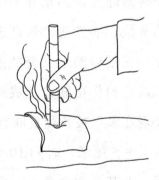

图2-8 实按灸

5. 太乙针

太乙针：用纯净细软的艾绒150克平铺在40厘米见方的桑皮纸上。将人参150克、穿山甲（代）250克、山羊血90克、千年健500克、钻地风300克、肉桂500克、小茴香500克、苍术500克、甘草1000克、防风2000克、麝香少许，共为细末，取药末24克掺入艾绒内，紧卷成爆竹状，外用蛋清封固，阴干后备用。施灸时，将太乙针的一端烧着，用七层布包裹其燃着的一端，立即紧按于应灸的腧穴或患处，进行灸熨，针冷再燃再熨，如此反复灸熨 7～10 次为度。此法治疗风寒湿痹、顽麻、痿弱无力、半身不遂等均有效。

6. 雷火针

雷火针：其制作方法与"太乙针"相同，唯药物处方有异。方用纯净细软的艾绒 125 克，沉香、木香、乳香、羌活、干姜、穿山甲（代）各 9 克，共为细末，麝香少许。施灸方法与"太乙针"同。其适应证《针灸大成》载"治闪挫诸骨间痛，及风寒气痛而畏刺者"。临床上除治上症外，大体与"太乙针"主治相同。

15　脂肪肝灸疗操作宜忌

灸疗是以中医脏腑经络基础理论为指导的一种治疗方法，因此，使用时，首先要根据疾病的痛位、病性等，辨证选穴，这样才能收到预想的效果。灸治是一种热疗，它是借助于艾灸的温热而疏通经络，故在施灸时，切不可距离太近，以免灼伤皮肤，造成感染。更要防止艾团的火花迸射，烧伤皮肤。灸治，现在多以被灸处皮肤有温热感或灼热感为标准。点燃的艾条一般距离皮肤 3～5 厘米，时间 10 分钟为宜。施灸前要与患者讲清灸治的方法及疗程，尤其是瘢痕灸，一定要取得患者的同意与合作。瘢痕灸后，局部要保持清洁，必要时要贴敷料，每天换药 1 次，直至结痂为止。在施灸前，要将所选穴位用温水或乙醇棉球擦洗干净，灸后注意保持局部皮肤温度适当，防止受凉，影响疗效。除瘢痕灸外，在灸治过程中，要注意防止艾火灼伤皮肤，如有起疱时，可用乙醇消毒后，用毫针将水泡挑破，再涂上甲紫即可。偶有灸后身体不适者，如身热感、头昏、烦躁等，可嘱患者适当活动身体，饮少量温开水，可使症状迅速缓解。

施灸时注意安全使用火种，防止烧坏衣服、被褥等物。

16　脂肪肝针灸治疗常用处方

◎方一

取穴：中脘、天枢、大横、支沟、梁丘、丰隆、阳陵泉、三阴交、公孙、太溪，均取双侧。配穴：痰湿壅盛型配中脘、脾俞；脾胃实热型配内庭、曲池、上巨虚；气虚血瘀型配膈俞、足三里、气海；肝阳上亢型配侠溪、行间；伴高血压病者加风池、合谷、太冲；伴冠心病者加内关、膻中、心俞、厥阴俞。

操作方法：常规消毒，用 26～28 号 2～2.5 寸毫针刺入所选穴位，进针应较常人稍深，辨证施以补泻手法，得气后，每次取 2 对主穴（4 对主穴交替使用）的针柄接 G-6805 型电针治疗仪，疏密波，通电刺激 20 分钟，电流强度以患者能耐受为度，其余穴位留针 20～25 分钟，其间行针 1～2 次，每次 1～2 分钟。

一般不限制患者食量，但每日三餐定时，少进高脂和含糖高的饮食，不吃零食，鼓励患者从事力所能及的体力活动和体育锻炼。每日针刺 1 次，10 次为 1 疗程。

◎方二

取穴：甲组取足三里、阳陵泉、三阴交；乙组取内关、丰隆、太白，均取双侧。加减穴位：血瘀型加血海、阴陵泉；肝阳上亢型加太冲、侠溪；痰湿阻滞型加上巨虚、中脘；偏瘫加手足阳明经穴。

操作方法：平补平泻手法，每次留针 20～30 分钟，8～10 次为 1 疗程。

◎方三

常用穴：分为两组。①肝俞、期门；②京门、章门。

备用穴：中封、太冲、蠡沟、足三里、三阴交、丰隆、阴陵泉。

操作方法：常用穴每次取一组，两组交替。备用穴每次取 3～4 个，可轮流取用。以 28～30 号 1.5 寸毫针刺入，得气后行中强度刺激，留针20～30 分钟，其间行针 1 次。隔日 1 次，3 个月为 1 疗程。疗程间停针 1 周，一般须治疗 2 个疗程。

◎方四

降脂药灸法：选取关元、丰隆穴，用特制的降脂药灸条进行温和灸，药物灸条以决明子、红花、公丁香、硫黄等七味药加艾绒组成。每穴 15 分钟，每日 1 次，共灸 35 天。

◎方五

灸神阙穴法：取神阙穴，其灸器采用扁圆形方便灸疗器及纯艾绒制成的艾条段，插入灸疗器内，自调风门，取适合自己的最佳温度，然后放入滤烟防护带内，将灸疗器置于脐上，系紧松紧带。每次灸 30～40分钟，每日 1 次，连续 2 个月。

◎方六

奇经梅花磁针灸法。

取穴：双侧颈 1 穴、颈 7 穴（此为奇经特定穴位）、丰隆、足三里、内关、太冲。

操作方法：患者取坐位，术者对患者行推拿放松后，应用梅花磁针，对患者上述各穴位点按 3～5 分钟，以有酸胀感和传导感为宜。并应用13#、15#（或 12#）增效垫，增效垫均注酒或醋，以 13# 增效垫加梅花磁针贴敷颈 1 穴和颈 5 穴（双），用梅花磁针加 5#（或 12#）增效垫贴敷丰隆（双）、足三里（双）、内关（双）、太冲（双）、神阙（不注酒或醋）、双涌泉贴敷 5# 或 12# 增效垫（不加针）。本疗法 1 个月为 1 个疗程，1 疗程行 8 次穴位点按，换 4 次增效垫，梅花磁针可反复使用。

◎方七

温针灸足三里法。

取穴：双侧足三里穴。定位在髌骨下缘下三寸，距胫骨前嵴外侧 1 横指，胫骨肌上，平卧取穴。

操作方法：选用 28 号 1.5 寸不锈钢毫针，患者取仰卧位，常规消毒后针尖向下缓慢捻转刺入，深度为 1.3 寸，行先捻转后提插手法，至患者有局部麻胀或胀痛感。待此种感觉向足底放散后，用温灸纯艾条施以温和灸，将艾条燃着的一端与足三里穴皮肤保持 1 寸左右距离，使患者有温热而无灼痛感，在留针过程中通过针体将热力传入穴位，使局部皮肤红晕，留针 30 分钟。每日治疗 1 次，20 次为一疗程。

小贴士

疗效标准分为四类。①临床治愈：临床症状均消失，大便成形，体重下降，B超示肝形态回声恢复正常,小血管显示尚清,血脂均恢复正常。②显效：症状明显好转，肝区无隐痛感，脘腹偶有痞胀，B超示肝后缘回声衰减明显减轻，小血管显示尚清，血脂下降20% ～ 30%。③有效：症状好转，肝区痛胀减轻，B超示肝后缘回声衰减减轻，血脂未下降。④无效：未达到上述标准。

17　牢记穴位的基本刺激法——指压法

脂肪肝患者穴位的刺激方法有许多种，但指压法是最为常见的一种。指压时以使用拇指、食指、中指为主。它和一般指压法不同之处在于不仅只用拇指指腹而是用拇指、示指、中指指腹为主来按压，能自由地顺应各穴位最有效的指腹来按压。这种指压法并非像一般指压法必须固定 45º 角，它只要能使脊椎或与脊椎相关的各神经得到刺激，而且为了能提高治疗的效果，必须与目前有学者提出的独特的呼吸法并用。这种独特的呼吸方法是一面指压穴位一面吐气 6 秒钟，再吸气。因为人体在吐气的同时筋肉会松弛，血流变缓；当吸气时，筋肉变硬，强烈刺激骨骼；停止呼吸时人体神经会觉醒，能蓄积生命能源的"气"。如果能巧妙地运用呼吸法，会使治疗效果倍增。

18 按摩防治脂肪肝的穴位在什么地方

经常进行自我保健的人都知道，穴位按压疗法最难的就是穴位的找法，而治疗效果最好的也是穴疗疗法，没有什么比穴位疗法更适宜做自我治疗。但大多数人并不知道寻找穴位的任何诀窍，因找穴位困难，而不被广泛应用，另外，关于穴位疗法的书虽多，简单且准确地介绍寻找穴位诀窍的书并不多见，使得许多人即使想利用穴位疗法，也无法如愿。这里仅就一般寻找穴位的诀窍，尤其是寻找脂肪肝治疗的穴位诀窍做一简单的介绍。

穴位也就是经络线上出现异常反应的地方，身体有异常，穴位上便会出现各种反应。这些反应包括：用手指一压，会有痛感（压痛）；以指触摸，有硬块（硬结）；稍一刺激，皮肤便会刺痒（感觉敏感）；出现黑痣、斑（色素沉淀）；和周围的皮肤产生温度差（温度变化）等。这些反应有无出现，是有无穴位的重要标志。如果在与肝脏最为紧密的三条经络线上用按压、捏皮肤的方法，若出现前述的反应，即可判断此点就有可能是最有效的穴位。但脂肪肝的按压异常点大概在期门穴、肝俞穴所在之处。脂肪肝患者记住以下穴位的定位与按压方法则可达到有效防治的目的。

1.足三里

有句俗语：每天按摩足三里，用过赛吃老母鸡。现代试验研究发现，按摩患胃炎、胃溃疡或胃癌患者的足三里，可见胃电波增加，且胃癌患者不规则的波形变得规则。当患者胃功能低下时，轻刺激足三里可使胃酸分泌增加；而当胃的功能亢进时，轻刺激足三里无反应，重刺激却可使胃酸分泌减少。用不同的手法按摩刺激足三里，可以调整小肠蠕动功能，增加白细胞数量，增强白细胞吞噬功能，增强机体抗病能力。长期按摩足三里，还可以降低血脂、血液黏度，预防血管硬化，预防中风发生。以前笔者做过试验，用一种仪器照射足三里，能降低血脂、血液黏稠度。所以，足三里穴的作用非常广泛。每天每侧按揉 30 ～ 50 次，酸胀为度，持之以恒，对于防治脂肪肝有极大的益处。

2.阳陵泉

患者侧卧或仰卧，阳陵泉穴位于人体的膝盖斜下方，小腿外侧之腓骨小头稍前凹陷中。此穴的主治疾病为：腰痛、膝盖疼痛、脚麻痹、消化不良、关节筋迟缓或痉挛肿痛、抽筋、麻痹、腰腿疲劳、胃溃疡、坐骨神经痛、胆囊炎、高血压、遗尿等。该穴为人体足少阳胆经上的重要穴道之一，现在的中医学家之所以将阳陵泉列为脂肪肝治疗的要穴，亦与其主治有关。如《灵枢·邪气藏府病形篇》："胆病者，善太息，口苦，呕宿汁，心下澹澹，恐人将捕之，嗌中吩吩然数唾，在足少阳之本末，亦视其脉三陷下者灸之，其寒热者，取阳陵泉。"另外由于中医理论有肝胆相表里的说法，所以阳陵泉在临床上就被用来脂肪肝治疗的要穴，而且用之治疗效果明显。

3.太冲

太冲穴是肝经的原穴，原穴的含义有发源，也有原动力的意思，也就是说肝所表现的个性和功能，都可以从太冲穴找到表现。

太冲穴位于大脚趾和第二个脚趾之间，向脚腕方向三指宽处。用拇指指尖对穴位慢慢地进行垂直按压，一次持续5秒钟左右，进行到疼痛缓解为止。太冲穴的主治病症为：肝脏病、牙痛、眼病、消化系统疾病、呼吸系统疾病、生殖系统疾病。此穴位为人体足厥阴肝经上的重要穴道之一。按压太冲穴，可以帮助解决如此众多的问题。还可以在发热的时候帮助发汗；可以在紧张的时候帮助舒缓；可以在昏厥的时候帮助唤醒；可以在抽搐的时候帮助解痉。什么样的脂肪肝患者用太冲穴最好呢？最适合爱生闷气、有泪往肚子里咽的人，还有郁闷、焦虑、忧愁难解的人。对随时可以发火、不加压抑、发完火马上又可谈笑风生的人，太冲穴就意义不大了。揉太冲穴，从太冲穴揉到行间穴，将痛点从太冲穴转到行间穴，效果会更好一些。

4. 行间

取穴时，可采用正坐或仰卧的姿势，行间穴位于足背侧，大踇趾、二趾合缝后方赤白肉分界处凹陷中，稍微靠大踇趾边缘。

行间为人体足厥阴肝经上的主要穴道之一。为足厥阴肝经之荥穴，在五行中属火，所以具有泄肝火，疏气滞的作用。在临床上配合其他穴位，治疗由肝火旺盛引起的头痛、目赤、失眠等症，及肝气郁滞引起的胁痛、呃逆、月经不调等症，常能起到立竿见影的效果。严重的脂肪肝患者在生活中常有胁痛，胁痛是一侧或两侧胁肋疼痛的一种自觉症状，如情志郁结，肝气失于调达或湿热内郁，疏泄失常或胁肋挫闪，经脉受损等，都可引起胁痛，症见胁部胀痛，胸闷不舒，喜怒不寐，烦躁，口苦，舌质红，苔黄腻，脉弦。

5. 期门

期门为肝经募穴，是人体十分重要的穴位，《标幽赋》曰："穴出云门，抵期门而最后"。该穴是足太阳、厥阴、阴维之会，位于两乳头直下，第六肋间隙，具有良好的临床治疗作用，可用于治疗多种疑难病症。医圣张仲景早在《伤寒论》中就多处应用到期门穴。

取穴方法总结如下：先令患者平卧，确定锁骨中线的位置定纵坐标，然后取剑突上肋缘定横坐标，两线相交处即期门穴（前正中线直下胸剑结合处，向锁骨中线旁开），此法均以骨性标志为准，不受乳房形态变动的影响。取穴时用一手的拇指（或示指）按在剑突上肋缘，将手指水平张开，用示指（或拇指）垂直于锁骨中线确定肋缘（第 7 肋上缘），两手左右均可换取。该取穴法操作简单，切合实用。

6. 中脘

本穴为治疗消化系统病证常用穴，位于肚脐直上 4 寸，即剑突与肚脐之中点。具有健脾益气，消食和胃的功效。主治胃痛，腹胀，肠鸣，反胃，吞酸，呕吐，泄泻，痢疾，黄疸，饮食不化，失眠。现多用于脂肪肝，胃炎，胃溃疡，胃下垂，胃痉挛，胃扩张，子宫脱垂等病症的治疗。

中脘穴按揉的方法是手掌按压在中脘穴上，手指按压在建里与下脘穴上，吸气时，两手由右往上向左揉按。呼气时，两手由左往下向右揉按。一吸一呼为一圈，即为一次，可连续做 8 ～ 64 次，然后，再按相反方向揉按，方法与次数同上。最后，做 3 次压、放、吸、呼动作，方法同上。

7. 肝俞

背俞穴是针灸学十四经中特定穴的一种。最早见于《灵枢·背腧》篇，其曰："肺腧在三焦之间，心腧在五焦之间……肝腧在九焦之间，脾腧在十一焦之间，肾腧在十四焦之间。皆挟背相去三寸所，则欲得而验之，按其处，应在中而痛解，乃其腧也。"现在针灸学所说的背俞穴，是以脏腑命名的十二个，即肺俞、厥阴俞、心俞、肝俞、胆俞、脾俞、胃俞、三焦俞、肾俞、大肠俞、小肠俞、膀胱俞。中医理论认为脏腑有病时其相应背俞穴往往出现异常反应，如敏感、压痛等；而刺灸这些穴位，又能治疗其相应脏腑的病变。肝俞穴是肝在背部的反应点，刺激此穴有利于脂肪肝的防治。肝俞穴定位时常采用正坐或俯卧的取穴姿势，肝俞穴位于人体的背部脊椎旁，第九胸椎棘突下，左右二指宽处（或第九胸椎凸骨下，左右旁开1.5寸）。此穴的主治疾病为胃肠病、胸痛腹痛、肝病、老人斑、皮肤粗糙、失眠等。

8. 涌泉穴

涌泉穴是涌泉穴肾经的一个重要穴位，经常按摩此穴，有增精益髓、补肾壮阳、强筋壮骨之功。中医认为：肾是主管生长发育和生殖的重要脏器，肾精充足就能发育正常，耳聪目明，头脑清醒，思维敏捷，头发乌亮，性功能强盛。反之，若肾虚精少，则记忆减退，腰膝酸软，行走艰难，性能力低下，未老先衰。涌泉穴位于足底，在足掌的前三分之一处，屈趾时凹陷处。具体方法：每晚睡前，盘腿而坐，用双手按摩或屈指点压双侧涌泉穴，力量以该穴位达到酸胀感觉为宜，每次50～100下。若能长年坚持，自然会增强肾功能。

小贴士

我们已经知道穴位位于"经络"——能量的通路上，而人体中，五脏六腑"正经"的经络有12条（实际上，左右对称共有24条）；体正面中央有"任脉"，身体背面中央有"督脉"，各有一条特殊经络，纵贯全身。这十四条经络上所排列的人体穴位，称为"正穴"，全部共有365处。仅仅如此，便是个相当可观的数目了，更何况其他的地方也有穴位。这些穴位加在一起，人体穴位的总数远超过1000个。专业的医生也无法全部熟记穴位的名称，不过，治疗常见病不需要这么多的穴位，脂肪肝的防治也不需要这么多的穴位。事实上，只要熟知与其相关的人体穴位，便可充分地进行穴位治疗了。重要的不是大量熟记穴位，而是充分找到有效的人体穴位，并熟练地运用。而上面所述的脂肪肝常用穴位正是经过总结后最常用的指压穴位。

19　脂肪肝经穴治疗前请勿吸烟

脂肪肝患者在进行经穴按摩前请勿吸烟，因为香烟被现代人公认为是一种足以致命的"毒素"。

一般认为香烟中所含致癌的种类可达 40 ～ 200 种，尤其所含的尼古丁更是剧毒物质，事实上，60 克尼古丁就可以轻易杀死一个成年人。与吸烟有关的疾病很多如癌症、肺气肿、哮喘、慢性支气管炎、心脏病、高血压、动脉硬化，甚至有因吸烟而导致视力衰弱的"香烟弱视症"。这些与吸烟息息相关的疾病，甚至被命名为"香烟病"，有一种说法是：每抽一支烟，寿命就缩短 5 分 30 秒，这绝不是危言耸听。据 WHO（世界卫生组织）统计，每年死于吸烟有关疾病的人高达 400 万，平均每秒钟就有一个人死于吸烟有关的疾病。如果不加控制，到 2030 年每年死于吸烟有关疾病的人数将达到 1000 万人，而我国将占 200 万人。据美国疾病防治中心公布的一份研究报告显示：1997—2001 年美国平均有 25 万名男性和 18 万女性因为吸烟或被动吸烟而死亡，据估计吸烟使美国成年人的寿命平均减少 14 年。在因吸烟而死亡的成年人中 39.8% 的人死于癌症，34.7% 的人死于血管性疾病，25.5% 的人死于呼吸道疾病。据英国皇家癌症研究基金会对 34400 名英国男性吸烟者追踪 40 年的资料分析，吸烟造成的致命性疾病有 40 多种，其中仅癌症一类疾病就有多种，如口腔癌、食道癌、喉癌、肺癌、胰腺癌、胆囊癌和子宫内膜癌等。吸烟已成为严重危害健康、危害人类生存环境、降低人们的生活质量、缩短人类寿命的紧迫问题。为此联合国确定每年 5 月 31 日为全球戒烟日。对于进行经穴按摩的脂肪肝患者而言，尤其要注意的是进行穴位治疗前，请勿吸烟。

20 循经全身按摩对脂肪肝大有益处

按摩是我国传统医学的组成部分，不仅为人类健康事业做出了巨大贡献，而且对弘扬民族文化，推动人类医学的发展起了积极的作用。按摩具有疏通经络，调和气血，平衡阴阳，调理脏腑，活血祛瘀，舒筋活络，解除拘急，消肿止痛，扶正祛邪，延缓衰老的功能。当人体患病时，它能调动机体抗病能力，抵御病邪，使正盛邪退，阴平阳秘，解除疾苦，恢复健康；在人体无器质性损坏时，它能使机体内部正气旺盛，增强抵抗力，起到预防、强身、保健作用。医学工作者发现，如果按摩方法得当，肝病对症，一般每日或隔日按摩一次，经过一个疗程（15 次）的治疗，再加上药物治疗，一般患者的症状会明显改善；3 ～ 4 个疗程之后，症状大多消失，肝功能可恢复或接近正常，其效果明显高于单纯用药物治疗者。所以说按摩疗法，不失为辅助治疗慢性脂肪肝的一条新途径。治疗脂肪肝的按摩可随时随地进行，老少皆宜。按摩方法简单，种类较多，好学易记，疗效显著，无病可以健身，有病可以治病。日常学习一些肝病按摩法，对于养生保健，减轻脂肪肝症状大有益处。那么，脂肪肝患者如何进行全身按摩呢？这就是中医所说的循经按摩，只有这样才有可能起到事半功倍的效果，有的人把此种方法称为拍打经络。具体方法是在肝胆二经的经循行路线上反复轻松拍打。

21 肝区揉按法有益于脂肪肝康复

肝位于腹腔右上部并占据上腹的一部分，小部分位于左上腹。卧位时，肝的上界在右侧锁骨中线第五肋间，通过叩诊便可发现其上界。一般情况下在上腹部触摸不到肝下缘，但有一少部分人肝位置下垂，则可于肋缘下触及肝下缘。在儿童期，肝位置较成人略低，肝下缘在肋下 1 ～ 2 厘米处；少年期后，在肋下不易触及。肝脏的位置可随体位及呼吸变化有一定的改变，站位和吸气时肝下移 1 ～ 2 厘米，而仰卧位和呼气时则有所上升。准确了解肝的位置，对于科学按揉肝区有十分重要的意义，具体按揉方法如下。

方法一：仰卧位，用右手掌在右下胸至右上腹部来回摩擦，动作较快，右手做累后用左手做，可擦摩 100 ～ 200 次，依个人情况而不同（一上一下算一次），每天做 1 ～ 2 遍（最好在早起或临睡之前各做一遍）。这种手法对促进肝区血液循环有一定的帮助。

方法二：仰卧位，两手重叠，方法与上式相同。手掌按压在肝区上，吸气时，两手由右往上向左揉按；呼气时，两手由左往下向右揉按，一吸一呼，为一圈，即为 1 次，少则 8 次，多则 64 次。然后，按相反方向揉按，方法与次数同上。最后，做三次压放呼吸动作，方法同上。

22　脂肪肝患者按摩治疗注意事项

医生按摩前要修整指甲，热水洗手，同时，将有碍操作的物品预先摘掉。医生态度要和蔼，严肃细心，要耐心地向患者询问病情，争取患者合作。患者与医生的位置要安排合适，特别是患者坐卧的姿势，要舒适而又便于操作。按摩手法要轻重适宜，并随时观察患者表情，使患者有舒适感。

按摩时间每次以 20 ～ 30 分钟为宜，按摩次数以 15 次为 1 个疗程。患者在大怒、大喜、大恐、大悲等情绪激动的情况下，不要立即按摩。饱食之后，不要急于按摩，一般应在饭后 2 小时左右为宜。

按摩时，有些患者容易入睡，应取毛巾盖好，以防着凉，注意室温。

当风之处，不要按摩；忌在长有痈疖、肿瘤的部位按摩。这些部位多有相应的毛细血管与病变组织相连，体表按摩使得毛细血管扩张，导致病变的扩散而加重病情。另外，脂肪肝患者在同时患有传染性疾病病期内不能按摩，以免造成疾病传播。

23　脂肪肝患者搓足底经穴能降脂吗

中医学认为，脚心是肾经涌泉穴的部位，经常用手掌摩擦脚心，有健肾、理气、益智、交通心肾，使水火相济，心肾相交，对脂肪肝患者恢复有重要的作用。因为足部与全身脏腑经络关系密切，故有人称足是人类的"第二心脏"，刺激足穴可以调整人体全身功能，治疗脏腑病变。人体解剖学也表明脚上的血管和神经多，许多神经末梢与头、手、身体内部各组织器官有着特殊的联系。所以，单纯对足部加以手法按摩，就能治疗许多疾病，对脂肪肝也不例外。

临床实践中发现，当肝功能减弱时，在右脚脚底的肝反射区会出现小疙瘩，按压时感到剧痛。每天用示指或拇指耐心地揉按肝反射区，直到疙瘩和疼痛减弱为止，对减轻肝病症状颇为有益。此外还要刺激胃反射区，主要是为了增进食欲，帮助消化，可向肝输送更多的养分。

有按摩经验的医学专家证实，按摩足底肝肾反射区、交感神经反射区与甲状腺反射区，疗程一般为3个月，肝功能就可望恢复正常。所以说慢性脂肪肝患者在用药物治疗的同时，不妨采用足底按摩治疗法，以促进疾病的康复。

小贴士

　　脂肪肝患者在接受脚底按摩治疗时，反射区经过刺激，使得反射区及血液内所集结之代谢废弃物、毒素等，经过肾、输尿管、膀胱等排泄器官排出体外。因此，每次的脚底按摩后，脂肪肝患者必须喝 300～500 毫升水，以便将体内的毒素及沉淀物排出体外。若没有喝水，效果可能降低许多。另外，还要注意脚底按摩的时间，平常按摩 1 次需要 30～40 分钟；若身体较虚弱者或不能忍受疼痛者，应减少按摩时间；严重的心脏病或肾病患者，按摩该器官反射区时，最好按摩 3～5 分钟。此外，为脂肪肝伴严重心脏病患者按摩时，要控制好力量。

24　日常拔罐法的作用机制

　　循经走罐能改善各经功能，有利于经络整体功能的调整；药罐法，在罐内负压和温热作用下，局部毛孔、汗腺开放，毛细血管扩张，血液循环加快，药物可更多地被直接吸收，根据用药不同，发挥的药效各异，如对于皮肤病，其药罐法的局部治疗作用更为明显；水罐法以温经散寒为主；刺络拔罐法以逐瘀化滞、通闭解结为主；针罐结合则因选用的针法不同，可产生多种效应。

　1. 负压作用

　　国内外学者研究发现：人体在火罐负压吸拔的时候，皮肤表面有大量气疱溢出，从而加强局部组织的气体交换；负压使局部的毛细血管通透性变化和毛细血管破裂，少量血液进入组织间隙，从而产生瘀血，红细胞受到破坏，血红蛋白释出，出现自体溶血现象；在机体自我调整中产生行气活血、舒筋活络、消肿止痛、祛风除湿等功效，是对机体的一种良性刺激，促其恢复正常功能。

2. 温热作用

拔罐法对局部皮肤有温热刺激作用，以大火罐、水罐、药罐最明显。温热刺激能使血管扩张，促进以局部为主的血液循环，改善充血状态，加强新陈代谢，使体内的废物、毒素加速排出；改变局部组织的营养状态，增加血管壁通透性，增强白细胞和网状细胞的吞噬活力，增强局部耐受性和机体的抵抗力；起到温经散寒、清热解毒等作用，从而达到促使疾病好转的目的。

3. 调节作用

拔罐法的调节作用是建立在负压或温热作用的基础上。首先是对神经系统的调节作用，自体溶血等良性刺激作用于神经系统末梢感受器，经向心传导，达到大脑皮层；加之拔罐法对局部皮肤的温热刺激，通过皮肤和血管感受器的反射途径反射性引起中枢神经系统兴奋，借以调节大脑皮层的兴奋与抑制过程，使之趋于平衡，并加强大脑皮层对身体各部分的调节功能，使相应的组织代谢旺盛，促使机体恢复功能，阴阳失衡得以调整，使疾病逐渐痊愈。其次是调节微循环，促进新陈代谢，微循环的主要功能是进行血液与组织间物质的交换，其功能的调节在生理、病理方面都有重要意义。还能使淋巴循环加强，加强淋巴细胞的吞噬能力。此外，由于拔罐后自体溶血现象，随即产生一种类组胺的物质，随体液周流全身，刺激各个器官，增强其功能和活力，有助于机体功能的恢复。

4. 不同拔罐法作用不同

在火罐共性的基础上，不同的拔罐法各有其特殊的作用。如走罐具有与按摩疗法、刮痧疗法相似的效应，可以改善皮肤的呼吸和营养，有利于汗腺和皮脂腺的分泌；可增强关节、肌腱弹性和活动性，促进周围血液循环；可增加肌肉的血流量，增强肌肉的工作能力和耐力，防止肌萎缩；可加深呼吸运动；增强胃肠蠕动，兴奋支配腹内器官的神经，增进胃肠等脏器的分泌功能；可加速静脉血管中血液回流，降低大循环阻力，减轻心脏负担；调整肌肉与内脏血流量及贮备的分布情况。缓慢而轻的手法对神经系统具有镇静作用；急速而重的手法对神经系统具有一定的兴奋作用。

25　脂肪肝拔罐的部位与方法

火罐是用火在罐内燃烧，形成负压，使罐吸附在皮肤上，选择的部位主要有中脘、肝俞，以及在背部脊柱部位两侧的脾俞、胃俞。主要拔罐方法有以下几种。

1. 闪火法

用镊子或止血钳夹住燃烧的乙醇棉球，在火罐内绕一圈后，迅速退出，快速地将罐扣在施术部位（图 2-9）。此法简便安全，不受体位限制，为目前临床常用的方法。

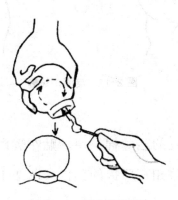

图 2-9　闪火法拔罐

2. 投火法

将纸片或乙醇棉球点燃后，投入罐内，然后迅速将火罐扣于施术部位（图 2-10）。

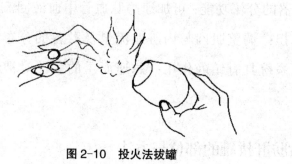

图 2-10　投火法拔罐

3. 滴酒法

滴酒法是用 95% 乙醇或白酒，滴入罐内 1～3 滴（切勿滴酒过多，以免拔罐时流出烧伤皮肤），沿罐内壁摇匀，用火点燃后，迅速将罐扣在应拔的部位（图 2-11）。

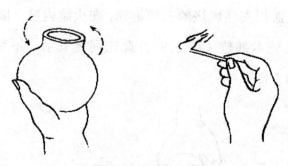

图 2-11　滴酒法拔罐

4. 贴棉法

贴棉法是用大小适宜的乙醇棉一块，贴在罐内壁的下 1/3 处，用火将乙醇棉点燃后，迅速将罐扣在应拔的部位（图 2-12）。

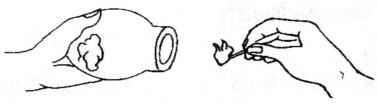

图 2-12　贴棉法拔罐

5. 架火法

用不易燃烧、传热的物体，如瓶盖、小酒盅等，将 95% 乙醇数滴或乙醇棉球置其内，置于应拔部位，用火点燃，将罐迅速扣下（图 2-13）。

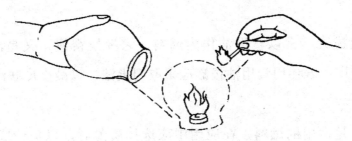

图 2-13　架火法拔罐

6. 水煮法

先将配制好的药物放在布袋内，扎紧袋口，放进清水煮成适当的浓度，再把竹罐投入药液内煮 15 分钟左右，用镊子取出竹罐，倒干罐内药液，迅速用凉毛巾紧扣罐口，立即将罐扣在应拔部位，即能吸附在皮肤上。

小贴士

拔罐时，一般留罐 10～15 分钟，待局部皮肤瘀血时，将罐取下。取罐时，左手扶住罐身，右手按压罐口的皮肤，使空气进入罐内，火罐即可松脱，不可硬拉或旋动，以免损伤皮肤。若罐大而吸附力强时，可适当缩短留罐的时间，以免起疱。

---

26 拔罐需要配用的材料

1. 乙醇

火罐是以火热作为排气的手段，因此，在治疗时常选用热能高而又挥发快的乙醇作为首选燃料，其浓度为75%～95%。在家庭拔罐如无乙醇时，可选用高度数的白酒代用。乙醇作为燃料的特点是热能高、火力旺，燃烧后无油烟，可使罐内保持清洁，能迅速排出罐内空气，负压大，吸拔力强，当盖罐后火便速灭，不易烫伤皮肤。

2. 油料

有些人拔罐，常以食用油作为燃料，它挥发得慢，又易污染皮肤，现在很少使用；若使用食用油拔罐应采取闪火法，以减少皮肤污染。

3. 纸片

纸片也是常用的燃料，在应用中应选择质薄者，以免造成燃烧不全影响排气，或因纸厚造成火炭坠落而灼伤皮肤。因此，不宜选用厚硬及带色的纸张，因纸片燃点低，热力不够，影响排气，还会出现结炭坠落而烫伤皮肤，故一般不宜选用。

4. 消毒清洁剂

酒精脱脂棉球，是常用的消毒清洁用品，术前用以清洁皮肤、消毒罐具，拔罐时用以燃火排气。在拔罐过程中，有时可因失误而烫伤皮肤，故在术前还需准备一些纱布敷料、医用胶布、甲紫、烫伤药膏，以作应急之用。

5. 润滑剂

润滑剂是在治疗前涂在施术部位和罐口的一种油剂，以加强皮肤与罐口的密接度，保持罐具吸力。一般常选用凡士林、液状石蜡油、红花油、按摩乳及家庭用的植物油、水等做润滑剂，有时走罐为提高治疗效果常需润滑液。

27　脂肪肝患者拔罐时注意事项

拔罐时要选择适当体位和肌肉丰满的部位；若体位不当、移动、骨骼凸凹不平，毛发较多的部位均不适用；拔罐时要根据所拔部位的面积大小而选择大小适宜的罐；操作时必须迅速，才能使罐拔紧，吸附有力；用火罐时应注意勿灼伤或烫伤皮肤；若烫伤或留罐时间太长而皮肤起水疱时，小的无须处理，仅敷以消毒纱布，防止擦破即可；水疱较大时，用消毒针将水放出，涂以甲紫药水，或用消毒纱布包敷，以防感染；皮肤有过敏、溃疡、水肿及大血管分布部位，不宜拔罐；高热抽搐者，以及孕妇的腹部、腰骶部位，亦不宜拔罐。

28　防治疾病常用的拔罐工具

1. 竹罐

竹罐，泛指用竹子加工而成用来装物品的器皿，其广泛运用于生活当中，常见的有"竹筒酒""竹筒饭""竹筒茶"等，还有由竹筒演变而成的乐器。常见竹罐有两种。

一种是竹制火罐：用火力排气法时，选取坚实成熟的老竹子，按竹节截断，一端留节作底，一端去节作口，削去外面老皮，作成中间略粗、两端稍细，形如腰鼓的圆柱形竹筒。竹筒口底要平、四周要光，长 8 ～ 10 厘米，罐口直径有 3 厘米、4 厘米、5 厘米 3 种。为美观耐用，可涂彩色油漆于罐外。竹罐可因日久不用而过于干燥，甚至破裂，以致漏空气，因此，在使用前先用温水浸泡几分钟，可使竹罐质地紧密不漏气。

另一种是竹制煮罐：采用水或药液煮罐或熏罐时，选取色淡黄、微绿而质地坚实的竹管（绿竹过于幼嫩、含水多、纤维疏松，煮罐后管壁过热容易发生烫伤，且管壁柔软不耐用；年久的枯竹，管壁较脆、易裂，也不耐用），制成长 8 ～ 10 厘米、厚 2 毫米、直径 1.5 ～ 5 厘米大小的竹罐，每根竹竿的尖端至下端均可应用。

竹罐的优点是轻便、耐用、价廉、不易打碎，比重轻、吸得稳、能吸收药液，且容易取材、制作方便。

竹罐的主要缺点是易燥裂漏气，不透明，不易观察皮肤颜色的变化及出血情况。

2. 陶瓷罐

陶瓷罐是陶罐和瓷罐的统称，汉唐以后较为流行，一般不严格区分。在北方农村较普遍使用。多是用陶土涂黑釉或黄釉后烧制而成，口、底平，里外光滑，中间略大，两端略小，如瓷鼓状，一般长 4～9 厘米，直径 3～8 厘米，厚薄适宜，罐口光滑。陶瓷罐适用于火力排气法。

陶瓷罐的优点：价格低廉，吸拔力大，易保管，易于消毒，适用于多个部位，可用于多种手法。

陶瓷罐的主要缺点：罐具较重，容易打破，不便携带，无法观察罐内皮肤变化，故不用于血罐。

3. 玻璃罐

玻璃罐是用耐热玻璃烧制而成，腔大口小，罐口边缘略突向外。按罐口直径及腔的大小，可分为大、中、小三种型号，在医疗单位较多用。凡是口小且光滑、腔大、有吸拔力的玻璃器皿（如罐头瓶、玻璃茶杯、药瓶等）均可代替火罐应用。玻璃罐适用于火力排气法。

玻璃罐的优点：造型美观，清晰透明，拔罐时在罐外便于观察皮肤的变化。由于可掌握出血量的多少，特别适用于刺络拔罐法、走罐法。

玻璃罐的缺点：容易破碎，导热快，易烫伤。

29 脂肪肝拔罐常用处方

取穴：脾俞、胃俞、内关、足三里、丰隆、三阴交（图 2-14）。

独穴应用：取穴足三里，每日 1 次，连续 15 天后可见效。

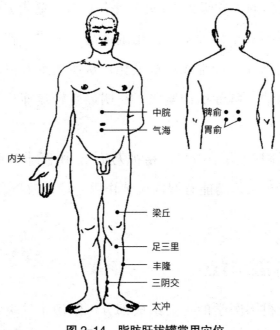

图 2-14 脂肪肝拔罐常用穴位

30 什么是刮痧

刮痧，就是利用刮痧器具，刮拭经络穴位，通过良性刺激，充分发挥营卫之气的作用，使经络穴位处充血，改善局部微循环，起到祛除邪气、疏通经络、舒筋理气、祛风散寒、清热除湿、活血化瘀、消肿止痛的作用，以增强机体自身潜在的抗病能力和免疫机能，从而达到扶正祛邪，防病治病的目的。刮痧疗法，历史悠久，源远流长。刮痧对人体主要可以起到以下三方面的作用。

一是促进代谢，排出毒素：人体每天都在不停地进行着新陈代谢的活动，代谢过程中产生的废物要及时排泄出去。刮痧能够及时地将体内代谢的"垃圾"刮拭到体表，沉积到皮下的毛孔，使体内的血流畅通，恢复自然的代谢活力。

二是舒筋通络：现在有越来越多的人受到颈椎病、肩周炎、腰背痛的困扰。因为人体的"软组织"（关节囊、韧带、筋膜）受损伤时，肌肉会处于紧张、收缩甚至痉挛状态，出现疼痛的症状，若不及时治疗，可形成不同程度的粘连、纤维化或瘢痕化，从而加重病情。刮痧能够舒筋通络消除疼痛病灶，解除肌肉紧张，在明显减轻疼痛症状的同时，也有利于病灶的恢复。

三是调整阴阳："阴平阳秘，精神乃治"。中医十分强调机体阴阳关系的平衡，刮痧对人体功能有双向调节作用，可以改善和调整脏腑功能，使其恢复平衡。

31　刮痧疗法的特点

刮痧疗法是祖国医学的重要组成部分，既源于针灸、按摩疗法，又同时属于民间疗法，是不直接用手的按摩、点穴疗法；是不用针的针灸疗法；是不用拔罐器的拔罐疗法。在民间长期流传和广泛应用，深受广大群众的欢迎，刮痧疗法具有以下特点。

1. 简便易学，器械简易

刮痧疗法在穴位的选取上不如针灸治疗要求严格，刮拭的穴位是一个比较宽泛的部位，使得刮痧在临床实际中的应用变得简化起来。所以，本疗法简便易学，操作方便，入门容易，一学就会，一看就懂，很适合家庭使用。

刮痧疗法不需要使用高精尖的仪器设备，只需要简单的一个刮痧板和适量的润滑剂就可以了。在临床实践中可以用精心制作的专业刮痧板，如檀香木刮痧板、沉香木刮痧板、水牛角刮痧板及玉制品制作的刮痧板。如果没有刮痧板，也可以用其他物品，如硬币、瓷调羹、梳子、苎麻等代替。如果使用撮痧手法，只用双手就可以了。润滑剂既可以用消炎镇痛作用的专用刮痧活血剂，又可以用凉开水、香油等介质。

2. 经济实惠，疗效高

刮痧所需要的刮痧用具价格不高，有的甚至可以自己制备，少花钱甚至不花钱就能治愈疾病，特别适合在药物缺乏的地区、农村边远山区进行推广，可以极大地减轻患者的经济负担，节省药品。刮痧疗法不仅适用于慢性病，对于临床常见的急性病如中暑、昏迷等也具有十分有效的作用。一般经过正确的刮拭，一次之后即有可能见效，而且，疗效非常好，即使是久治不愈的患者，如果能坚持刮拭，也能获得较好的疗效。

3. 治疗范围广

刮痧疗法经过数千年的发展，其适应证的范围也越来越广泛，除能够治疗头昏脑涨、胸闷欲吐的"痧症"以外，还能治疗内科、妇科、男科、儿科、外科、皮肤科、伤科、眼科等十一大类共 400 余种病症。除此以外，对于养颜美容、日常保健、消除疲劳、恢复体力、增强性功能、减肥等也有非常不错的作用，而且对于某些疑难杂症、危重疾病，只要坚持治疗，配合其他相关的治疗手段，还是有很好疗效的。

4. 诊断和治疗同时进行

刮痧疗法是以中医基础理论为指导的，传统的刮痧是数千年临床实践经验的总结，疾病的位置、刮拭出痧的过程就是诊断和治疗的过程，刮拭者不需借助任何精密仪器设备，就可以对病位、病性、病势、病程进行概略的分析和判断，根据经络和穴区的不同反应状态，不同出"痧"的颜色、形态、部位来判断疾病的程度和位置。

5. 安全可靠，无不良反应

由于刮痧疗法是在皮肤上进行刮拭，通过经络传导、神经反射作用调节人体阴阳平衡，使内环境达到平衡，进一步产生治疗作用，并不是通过施加额外的物质来调节人体的内环境稳态。因此，刮痧不会产生不良反应，即使是初学者，只要不违反相关的禁忌证，也仅可能因为手法不熟练使患者产生疼痛的感觉或是影响疗效，但绝对不会有不良反应产生。

32 现代刮痧使用的器具

现代刮痧使用的器具种类较多，形状各异，可根据不同的刮痧部位、疾病情况和刮痧手法来正确选用。

刮痧疗法的刮具制作简单，多经济便宜，取材方便，而且可取用代用品。历代使用的刮具很多，比如苎麻、长发、麻线、棉麻线团、铜器、银器、檀香木、沉香木、瓷碗、陶瓷调羹、木梳背、贝壳等，因其价廉、取材方便，现在民间仍在使用。随着时代的发展，科技的进步，原来使用的有些刮具已经被淘汰，有的沿用至今，现在也有新型的刮具，目前常用的刮具有以下几种。

1. 植物团

常用丝瓜络、八棱麻等植物，取其茎叶粗糙纤维，去除果肉壳，捏成一团制作而成。使用时，用手握住植物团蘸少量的清水、香油或其他润滑剂于刮痧部位刮拭。一些偏僻农村地区仍可见使用。

2. 铜钱

铜钱曾经是流通货币，外缘为圆形，中间有方孔。民间使用铜钱作为刮具较多见。使用时，拇、示指捏住铜钱的中间，将其边缘蘸少量的清水、香油或其他润滑剂于刮痧部位刮拭。

3. 瓷勺

瓷勺是居家常用的饮食工具，家家户户都有。使用时，单手握住勺柄，用瓷勺边缘蘸少量清水、香油、菜油等在刮痧部位刮拭。瓷勺在边缘山区家庭中常用，使用时需注意其边缘是否损坏，以免刮伤皮肤。

4. 木梳背

木梳背光滑呈弧形，蘸少量清水、润滑油等即可刮痧。适用于许多旅途中应急之用。

5. 线团

可用苎麻丝或棉线等绕成一团，使用时在冷水中蘸湿，在身体一定部位刮拭。一边蘸水，一边刮拭，直到皮肤出现大片的紫黑色或紫红色斑点。这是刮痧最初形式，古时称刮痧为"刮纱"。

6. 贝壳刮具

蚌在江河湖海之滨常见，其外壳可制成刮痧工具。使用时，术者手持贝壳上端，在刮痧部位，一边蘸水一边刮拭，至皮肤出现痧痕为度。一般沿海或湖泊地区渔民使用较多。

7. 火罐

火罐为针灸推拿诊室常用的器具。罐口边缘平整、光滑而厚，用罐口边缘蘸少量按摩膏、红花油等作润滑剂，则可作刮痧之用。若用较小负压吸拔后在人体一定部位来回刮动，使身体局部出现红紫色的片状充血，即为走罐，其实也是刮痧的一种特殊形式。

8. 玉质刮痧板

玉石制成的刮痧板，又称刮痧宝玉。玉质刮痧板使用疗效佳，但因其取材较难，价格昂贵，且易于摔破，可见于一些美容机构使用。

9. 水牛角刮痧板

现在通常使用的刮痧板是牛角刮痧板。水牛角性寒，有清热、凉血、解毒之功效，适用于绝大多数疾病的刮痧治疗。

33　刮痧常用的介质

刮痧时使用的润滑剂多为油性剂，在刮痧板与皮肤间起润滑作用。常用润滑剂有清水、香油、菜油、茶油、红花油和刮痧专用的活血剂。因红花油和刮痧专用的活血剂在加工过程中加入了中药，可以发挥中药的各种药效，增强了刮痧的治疗效果。

1. 清水

清水是紧急情况下最常用的辅助材料，尤其是野外作业时发生痧证，在一时找不到其他辅助材料的情形下，清水即可充当刮痧介质。清水润滑效果较差，又无特殊药效，医疗诊所使用少。

2. 植物油

常用的植物油有香油、菜油、茶油、桐油、花生油以及色拉油。因取材便利，家庭刮痧使用中多见。

3. 正红花油

正红花油是外伤科常用的外用药物，由红花、桃仁、麝香等药物炼制而成，有活血祛瘀、消肿止痛之功效，可用于治疗跌打损伤、虫蛇咬伤等病症。用作刮痧油可充分发挥其治疗作用，适用于挫伤、扭伤、关节疼痛等病症的刮痧治疗。

4. 刮痧油

刮痧油由多种具有疏通经络、活血化瘀、消肿止痛、软坚散结功效的中药与润滑性油质提炼而成。刮痧时，在选定的刮痧部位涂以适量的刮痧油，既可免除摩擦时引起的疼痛，又可充分发挥中药的作用，尤其对慢性损伤、关节炎、落枕等病症效果较佳。

34 刮痧疗法的种类

根据不同的病情、刮痧部位正确选择不同种类的刮痧疗法，是达到刮痧治疗效果的保证。一般来说，刮痧方法分持具操作和徒手操作两大类。其中持具操作有刮痧法、挑痧法和放痧法3种；徒手操作有揪痧法、扯痧法、挤痧法、淬痧法和拍痧法5种。

1. 刮痧法

刮痧法分直接刮法和间接刮法两种。

（1）直接刮法：直接刮法是指在患者待刮部位均匀地涂上刮痧介质以后，直接用刮痧板贴着患者皮肤反复进行刮拭，直至皮下出现痧痕为止。

（2）间接刮法：间接刮法是指先在患者待刮部位放置一层薄布，然后用刮痧板在布上进行刮拭。此刮法可保护患者皮肤，多适用于儿童、年老体弱者，以及中枢神经系统感染、高热、抽搐、部分皮肤病患者。

2. 挑痧法

挑痧法是指术者用针（常用医用三棱针）挑刺患者体表特定部位，以治疗疾病的方法。挑痧之前必须严格消毒，可用乙醇棉球消毒挑刺部位、挑针和术者双手。消毒后术者左手捏起挑刺部位的皮肉，右手持医用三棱针，横向刺入皮肤下 2 ～ 3 毫米，然后再深入皮下，挑断皮下白色纤维组织或青筋。挑尽白色纤维组织，如有青筋则挑 2 ～ 3 下，同时双手将瘀血挤出。术后碘酊消毒挑刺部位，敷上无菌纱布，胶带固定。

3. 放痧法

放痧法是一种刺血疗法，可分为泻血法和点刺法两种。

泻血法的具体操作为：常规消毒后，左手拇指压在被刺部位的下端，被刺部位的上端用橡皮管结扎，右手持针对准被刺部位的静脉迅速刺入静脉中 5 ～ 10 毫米，再出针，使其流出少量血液。待出血停止后，以消毒棉球按压针孔数分钟。泻血法适用于肘窝、腘窝等处的浅表静脉，用以治疗中暑、急性腰扭伤等疾病。

点刺法的具体操作为：点刺前术者双手推按患者待刺部位，使局部血液积聚，经常规消毒后，术者以左手拇、示、中三指夹紧被刺部位，右手持针迅速刺入皮下 1 ～ 3 毫米深，随即出针，挤压针孔周围，使少量出血，然后再用消毒棉球按压针孔数分钟。此法多用于手指或足趾末端穴位或大椎、太阳、印堂等穴，以治疗发热、咳嗽、中暑、昏厥、咽喉肿痛等病症。

4. 揪痧法

在施术部位涂上刮痧介质后，术者五指屈曲，用示、中指第 2 指关节对准揪痧部位，揪起皮肤，提至最高处时，两指同时带动夹起皮肤快速拧转，再松开；如此提放，反复进行 5 ~ 6 次，可听到"叭叭"声响，直至被揪部位出现痧点为止。

5. 扯痧法

在施术部位涂上刮痧介质后，术者用拇、示两指或用拇、示、中三指提扯患者皮肤，反复进行 5 ~ 6 次，至出现痧点为止。此法主要用于头面部、颈项部、背部的穴位。

6. 挤痧法

在施术部位涂上刮痧介质后，术者用拇、示两指用力挤压患者皮肤，如此反复多次，直至挤出一块块或一小排痧痕为止。

7. 焠痧法

用灯芯草或纸绳蘸麻油或其他植物油，点燃后快速对准施术部位，猛一接触皮肤听到"叭"的一声后快速离开，焠痧后皮肤有一点发黄或偶尔会起小疱。此法适用于小儿痄腮（腮腺炎）、喉蛾、吐泻、腹痛等病症。

8. 拍痧法

术者用虚掌或刮痧板拍打施术部位，一般适用于痛痒、麻胀的部位。

35　脂肪肝刮痧疗法常用处方

取穴：肝俞、期门、京门、章门、足三里、三阴交、丰隆、阴陵泉。

操作方法：先刮肝俞，再刮期门、章门、京门，最后刮阴陵泉、三阴交、足三里、丰隆。

第3招　饮食宜与忌——脂肪肝患者须知一

01　脂肪肝患者首先要管住自己的嘴

脂肪肝患者首先要管住自己的嘴。生活水平的提高和饮食结构的变化让脂肪肝这一"富贵病"在我国发病率明显上升，且30～40岁的男性患脂肪肝的比例明显偏高。过量饮酒、食用大鱼大肉等不良生活习惯是脂肪肝形成的主要元凶之一。脂肪肝患者选择食品时，要根据自身的体质、年龄、季节及病情症状、临床反应，以及经济条件和客观条件加以调配。慢性脂肪肝患者会出现各种症状，可在辨证论治的前提下选用不同食谱。至于如何选择得更精确，应尽可能地征求药膳师的指点，从而达到药疗与食疗相得益彰的目的。

02　脂肪肝患者饮食不宜过饱

脂肪肝患者进餐不宜过饱。因为过多的食物，特别是高蛋白、高脂肪食品，较难消化，本身就使脂肪酸进入肝增多，同时会使腹部胀满不适。晚餐过饱危险性更大，因为入睡后血液的流速较缓慢，当晚餐进食脂肪较多时，血脂就会大大升高，极容易沉积在血管壁或肝。所以，专家建议，脂肪肝患者应采取少食多餐的方法，每日吃4～5餐，每餐以八分饱为宜。

03 脂肪肝患者饭后不宜饮茶

专家提出，饭后饮茶的习惯是错误的。因为饭后立即饮茶，茶水会冲淡胃液，影响胃内食物的正常消化；茶水中含有的单宁酸还会促使胃内的物质凝固，影响蛋白质的吸收，从而增加胃的负担。对此，医生建议，在饭后 1 小时内最好不要饮茶，应待饭后 1 小时胃内食物被大部分消化后再饮用茶水，对消化功能和物质凝固不会产生太大影响。要特别提醒的是，酒足饭饱后喝茶，不利于脂肪肝的预防。因为茶叶中含有的大量鞣酸能与食物中的蛋白质合成具有吸敛性的鞣酸蛋白质，这种蛋白质能使肠道蠕动减慢，容易造成便秘，增加有毒物质对肝的毒害作用，从而引起或加重脂肪肝。

04 脂肪肝患者不宜吃过多水果

对于肥胖性脂肪肝患者来说，吃水果多多益善吗？新鲜水果富含水分、维生素、纤维素和矿物质，经常食用有益于健康；然而，水果的食入并非越多越好。因为水果含有一定的糖类，长期过多进食可导致血糖、血脂升高，甚至诱发肥胖。因此，肥胖、糖尿病、高脂血症和脂肪肝患者不宜过量吃水果。脂肪肝患者应时刻考虑膳食热量过剩可能对健康带来的危害，应尽可能选用苹果、梨等含糖量低的水果，且量不能太多，必要时以萝卜、黄瓜、西红柿等蔬菜代替水果；尽量在餐前或两餐之间饥饿时进食水果，以减少正餐进食量。

05 脂肪肝患者宜低脂饮食

什么是低脂饮食呢？即进食含脂类物质尤其是三酰甘油、胆固醇较少的食物，这种结构的饮食被称之为低脂饮食。生活中强调低脂饮食是针对一些特殊的群体，例如中老年人群及脂肪肝患者血中三酰甘油、胆固醇已超过正常需要量，若想尽可能减轻脂肪肝对机体的危害，就必须调整膳食结构，选择低脂饮食。目前，市场上一些无脂食品并不意味着此食品不含能量，一般来说脂类含量低或不含脂类的食品，其碳水化合物的比重也相应会高一些，多吃碳水化合物后产生的多余热量也会促使机体合成脂肪。因此，有些食品标签上标明是"无脂"，也不可以随意吃。

06　脂肪肝患者忌过量吃蛋黄

脂肪肝患者能吃蛋黄吗？这个问题恐怕是许多脂肪肝患者遇到的问题，虽然蛋黄含营养成分较多，但脂肪肝患者食用蛋黄不利于身体的康复。因为蛋黄中含有大量的胆固醇，胆固醇需在肝内进行代谢，而患有脂肪肝的人一般多伴有肝功能异常，如果过量吃蛋黄，会增加肝的负担，不利于肝功能的恢复，因此，脂肪肝患者忌过量吃蛋黄。蛋清中含有胆碱、蛋氨酸等，具有阻止脂肪在肝内堆积、贮存的作用，有利于肝功能的恢复，所以脂肪肝患者以食用蛋清为宜。

07　脂肪肝患者不宜多吃瘦肉

社会上广泛流传一种观点，认为肥肉脂肪中含有大量饱和脂肪酸对人体有害，常食肥肉会使人发胖，会引发体内血清胆固醇值升高，从而引发脂肪肝、动脉粥样硬化、脑出血等疾病。因此，很多人只吃瘦肉，不吃肥肉。瘦肉脂肪中的饱和脂肪酸低于肥肉含量是无疑的，但不能笼统地讲瘦肉都是低脂肪的。食疗专家对各种动物肉的脂肪进行测定，以100克重量为单位测量其脂肪含量：兔肉为0.4克，瘦牛肉为6.2克，瘦羊肉为13.6克，而瘦猪肉却高达28.8克。因此，若把瘦猪肉作为日常膳食结构中主要的食物来源，同样会影响脂肪肝、动脉粥样硬化的恢复。

08 脂肪肝患者忌用鸡汤进补

许多体弱多病者或处于疾病恢复期的患者都习惯喝鸡汤补身体，脂肪肝患者也不例外。但食疗专家提醒人们，脂肪肝患者若盲目以鸡汤进补，反而会加重病情。因为鸡汤中含有一定量的脂肪，患有脂肪肝的患者多喝鸡汤会促使血胆固醇进一步升高，引起动脉硬化等疾病。高血压病患者经常喝鸡汤，除引起动脉硬化外，还会使血压持续升高。鸡汤中还含有较多的嘌呤，会导致高尿酸血症，从而引起痛风病。肾功能较差的患者也不宜多喝鸡汤，鸡汤内含有丰富的含氮浸出物，会增加肾的排泄负担。患有消化道溃疡的脂肪肝患者也不宜多喝鸡汤，鸡汤有较明显的刺激胃酸分泌的作用，对患有胃溃疡的人，会加重病情。

09 脂肪肝患者忌过量吃猪肝

猪肝是一种营养丰富的食物，也是大多数人所喜欢食用的食物。为了避免猪肝对人体造成的不良影响，食疗专家提醒，猪肝虽好却也不宜多食。因为一个人每天从食物中摄取的胆固醇不应超过300毫克，而每100克新鲜猪肝中所含的胆固醇高达400毫克以上，所以，脂肪肝、高血压病和冠心病患者都应少食。另外，由于肝内维生素A含量丰富，过量食用可引起维生素A中毒。

10 脂肪肝患者忌过量吃黄油

黄油是将牛奶中的稀奶油与脱脂乳分离后，使稀奶油成熟并经搅拌而成的。方法是：对牛奶或稀奶油进行剧烈的搅动，使乳脂肪球的蛋白质膜发生破裂，乳脂肪便从小球中流出；失去了蛋白质的保护后，脂肪和水发生分离，慢慢上浮，聚集在一起，变为淡黄色；分离上层脂肪，加盐并压榨除去水分，便成为日常食用的黄油，也叫"白脱"。

黄油的主要成分是脂肪，其含量在 80% 左右，其余是水分，基本不含蛋白质。牛奶中的脂溶性营养成分都存在于乳脂肪当中，包括维生素 A、维生素 D、少量的维生素 K 和胡萝卜素等。黄油中含有大量饱和脂肪酸和胆固醇，而钙的含量则比较低，营养价值要低于全脂牛奶和奶油。在食用方法上，黄油一般很少被直接食用，通常用于做饭时的食物辅料，所以，想减肥和患有脂肪肝的人忌过量摄入。

11　脂肪肝患者忌吃动物内脏

有些人有偏爱吃动物内脏的习惯，常认为"以脏养脏"，即所谓"吃什么补什么""吃脑补脑""吃肝补血""吃腰补肾"。然而，动物内脏（肝、肾、肚肠、脑等）大多属于高胆固醇食物，比其他食物的胆固醇含量高出许多倍。因此，为了避免摄入过多的胆固醇，高脂血症者应严格限制进食动物内脏，脂肪肝伴有冠心病、高血压病、糖尿病的人更应少食。

12　脂肪肝患者不应绝对禁食动物油

虽然脂肪肝患者要少吃动物油（如牛油、羊油等），但并非绝对禁忌。比如少量食用猪油，对脂肪肝患者的健康也有一定的促进作用。因为猪油中含有一种叫花生四烯酸的物质，它能降低血脂水平，并可与亚油酸、亚麻酸合成具有多种重要生理功能的前列腺素。另外，猪油中还含有一种能延长寿命的物质叫 α- 脂蛋白，它可以预防冠心病和心血管病，植物油中则没有这两种物质。所以食疗专家指出，为了您的健康，大可不必完全禁忌动物油，只要食用适量同样有益于健康。炒菜时也可将猪油与植物油混合用。总之，饮食切忌偏食，荤素合理搭配的均衡膳食才是科学的进食方式。

13 脂肪肝患者忌过量喝啤酒

啤酒素有"液体面包"之称，可使人获得丰富的维生素和酵母。尽管啤酒中乙醇含量仅为 4% ～ 12%，但其 90% 以上要经肝代谢、解毒。乙醇和乙酸代谢生成的乙醛，对肝细胞具有直接毒性，可导致肝细胞坏死或变性，同时也影响肝对蛋白质、糖原、脂质、胆红素、激素、药物等代谢的功能。脂肪肝、恢复期肝炎、病毒性肝炎等患者，肝功能刚刚恢复时对乙醇代谢所需要的各种酶的活性还较低，分泌量也少。脂肪肝所致的肝炎治愈后，肝病理学恢复正常还需半年以上，因此，即使少量饮酒也会使本来就有实质损害的肝受到打击，从而导致疾病的复发和加重。所以，肝功能恢复正常的脂肪肝患者，应少饮或不饮啤酒。

14 脂肪肝患者的饮食原则

结构合理、均衡饮食是脂肪肝患者饮食的基本原则。调整膳食结构，坚持以植物性食物为主，动物性食物为辅，能量来源以粮食为主的传统方案，克服"高能量、高脂肪、高蛋白质、低纤维"膳食结构的缺陷，从而防止热量过剩，预防肥胖、糖尿病、高脂血症、脂肪肝、胆石症等相关疾病的发生。

总之，脂肪肝患者要坚持低热能，即不超过标准体重热能要求；低脂肪，烹调方式以蒸、汆、拌、煮为主；高蛋白，尽可能选用一些优质蛋白的原料；适量碳水化合物、高纤维素，选用含糖量低、纤维素丰富的蔬菜；多维生素，选用含维生素 B、维生素 C 丰富的荤素食物与水果；少盐，忌刺激性的调料；食物品种多样化。

肥胖性脂肪肝患者要在保证营养的前提下，适当减少脂肪、糖类的摄入，宜用植物油并限制高胆固醇食物的摄入。如能坚持一年，则可减重 5 ～ 10 千克，肝脂肪沉积也随之消退。但饮食减肥须适当控制，因为过度限制饮食也会导致脂肪性肝炎和肝纤维化。减肥幅度在初始阶段不应超过体重的 10% ～ 25%，每日摄入 1000 ～ 1800 千卡热量的食物，时间约为 1 年。对于效果不明显者，可改用低热能饮食疗法，每日再减少约 1/3 总热卡量。

营养不良性脂肪肝患者应以高蛋白、高热量、高维生素及低纤维素饮食为宜。酒精性脂肪肝患者终身戒酒是关键，同时摄入高蛋白、高热量、高维生素食物，以纠正营养不良；脂肪摄入不宜超过总热量的 15% ～ 20%，并减少多价不饱和脂肪酸的摄入。对于糖尿病性脂肪肝患者应给予低热量、低脂肪、高纤维素饮食。合并肾病者每日蛋白质摄入量应限制在 1 克 / 千克体重内，以减轻肾负担。

15　脂肪肝患者为什么忌喝水不足

水是有机体生理、生化活动的基础性物质，一切细胞、组织、器官的活动都必须依靠水这一基本要素。如果长期缺水，人体各种脏器的代谢和功能都将出现衰退，尤其是心血管系统功能的衰退更明显。首先，体内长期缺水，血量减少，血流速减慢，血液黏稠度增加，容易形成血栓；尤其是当心脏、大脑供血量不足时，引起供氧不足，容易出现心脏、大脑缺氧导致冠心病、脑卒中。其次，缺水会造成血液循环功能降低，使机体的排泄功能减退，体内代谢产物堆积，容易使机体发生酸中毒。当机体内环境的平衡稳定被破坏时，就会引起其他疾病，加快机体的全面衰退。对于脂肪肝患者而言，水的意义亦是如此，科学补水是一门必修的学问。

脂肪肝患者每日摄入适量的水是调整体重、促进体内脂肪代谢的关键。如果体内摄入的水不足，肾的功能就不能充分发挥，补水不足肝处理有毒物质的功能和对脂肪的代谢功能就会受到影响。当摄入足够的水时，肾和肝就能充分地各司其职，体内脂肪被肝充分代谢。一般来说，成人每日饮水量应为 2000 毫升，老年人需饮水 1500 毫升。

需要指出的是，不要一次饮水过多，以免给消化道和肾造成很大负担，应均衡饮用。饮水的最佳选择是白开水、矿泉水和净化水，而纯净水和饮料对健康无多大益处。适当饮用菊花茶、绿茶等，也有益于体液循环，及时清除体内毒物，并有降血脂和健身美容等作用。

16 脂肪肝患者要注意补水的时段性

脂肪肝患者不但要注意补足水，而且要注意补水的时间，科学的补水方法有利于脂肪肝的消除。

1. 夜间宜补水

脂肪肝患者大都有不同程度的动脉粥样硬化等心血管疾病。夜间缺水会使血液黏稠度升高，血小板凝聚力增大，使原来就有粥样硬化的血管更易发生栓塞。当栓子脱落阻塞在脑动脉时，便会发生缺血性中风。国外学者对老年男性进行分组研究，一组半夜起来喝 250 毫升白开水，另一组一觉睡到天亮，然后分别测定他们的血液黏稠度。结果发现，喝水的一组人血液黏稠度明显降低，由于补水有助于降低血液黏稠度，所以建议脂肪肝患者在夜间喝一杯白开水，可有效预防缺血性中风的发生。

2. 睡前宜补水

许多脂肪肝患者由于不愿夜间起床小便，所以有意在晚餐时不喝汤，或晚餐后不喝水。据专家研究，睡前不饮水可导致血浆浓缩、血液黏稠度升高，可促进体内血栓形成。对于老年人或患心脑血管缺血性疾病的人，睡前饮一杯水，有助于预防致死性梗死。

3.起床后宜补水

脂肪肝患者早晨起床后，首先应饮一杯水（200 毫升左右），及时稀释过稠的血液，促进血液循环，有预防脑血栓、心肌梗死等疾患发生的作用。天气炎热或饮食过咸时，更应多饮水，既可补充流失的水分，也可将体内过多的钠离子、代谢产物及时排出体外，防止体内环境酸性化而损害身体健康。

17　脂肪肝患者食用脂类宜忌

脂类是脂肪、类脂的总称。脂肪又称脂质，在饮食中摄取的脂肪，其实包括油和脂两类。一般把常温下是液体的称作油，如菜籽油、大豆油、花生油等，把常温下是固体的称作脂，如羊油、牛油、猪油等。并不是所有植物脂肪都是油，如椰子油就是脂；不是所有动物脂肪都是脂，如鱼油便是油。在结构上脂肪是由甘油和脂肪酸组成的三酰甘油，其中甘油的分子比较简单，而脂肪酸的种类和长短却不相同，因此，脂肪的性质和特点主要取决于脂肪酸。自然界有 40 多种脂肪酸，不同食物中的脂肪所含有的脂肪酸种类和含量不同。脂肪酸分饱和脂肪酸和不饱和脂肪酸，不饱和脂肪酸按其双键数目的不同分为单不饱和脂肪酸和多不饱和脂肪酸，习惯上将含 2 个或 2 个以上双键的脂肪酸称为不饱和脂肪酸，因此，三酰甘油中的 ω-3 脂肪酸是一个总称，三酰甘油即谓之脂肪或中性脂肪，在食物中占脂类的 98%。脂肪不分为有益和无益，只要适量吸取，所有养分都是人体需要的。

18　防治脂肪肝宜选用的食用油

正常人脂肪摄入量约占总热量的 30%，其中饱和脂肪酸、单或多不饱和脂肪酸应各占 1/3。植物油主要含不饱和脂肪酸；富含单不饱和脂肪酸的有橄榄油、菜籽油和茶油；富含多不饱和脂肪酸的有豆油、花生油和芝麻油。适量食用植物油皆有益于健康，适用于脂肪肝患者的食用油具体如下。

1. 玉米油

玉米油不饱和脂肪酸高达 80% 以上，其中 50% 是亚油酸，吸收率非常高，是高血压病、高脂血症、高胆固醇血症、冠心病和肥胖症患者的理想食用油。因为亚油酸有延缓人体衰老的功效，可降低人体内胆固醇的含量，增强人体肌肉和心脏、血管系统的功能，提高机体的抵抗能力，是一种胆固醇吸收的抑制剂。

2. 花生油

食用花生油可使肝内的胆固醇分解为胆汁酸，促使其排泄增强。花生油不仅能降低胆固醇，还能预防中、老年人动脉粥样硬化和冠心病的发生。临床应用表明，花生油对高脂血症、冠心病、动脉硬化症、高血压病等，均有良好的治疗效果，降低胆固醇的作用也较明显。花生油含不饱和脂肪酸 80% 以上（其中含油酸 41.2%，亚油酸 37.6%），含软脂酸、硬脂酸和花生酸等饱和脂肪酸 19.9%，可使人体内胆固醇分解为胆汁酸并排出体外，从而降低血浆中胆固醇的含量。

3. 豆油

大豆油中含棕榈酸、硬脂酸、花生酸、油酸、亚油酸、亚麻油酸，是脂肪酸构成较好的油，有显著降低血清胆固醇含量，预防脂肪肝的功效。大豆中还含有多量的维生素 E、维生素 D 以及丰富的卵磷脂，对人体健康均非常有益。

4. 米糠油

米糠油中的油酸和亚油酸的比例为 1∶1，这样的油脂具有较高的营养价值。由于米糠油中不仅含有大量的亚油酸等不饱和脂肪酸，还含有丰富的维生素、磷脂，可降低血中低密度胆固醇的浓度，使高密度胆固醇上升。有资料表明，食用米糠油一段时间后人体血清胆固醇能明显降低。

19　食物治疗脂肪肝是最有效的方法

现代医学研究证明，人体如缺乏某些食物成分就会导致疾病，如钙质不足会引起佝偻病；维生素缺乏会产生夜盲症、脚气病、口腔炎、坏血病、软骨症等；而通过食物的全面调配，便可预防上述疾病的发生。如海带、黄鳝、鱼类、牡蛎、珍珠粉、蛤蜊、田螺等水产品可以降低血清三酰甘油和胆固醇水平，促进肝内脂肪沉积消退。因此，脂肪肝患者经常食用海鱼、海带、紫菜，可降低血脂，从而有利于预防和治疗动脉粥样硬化、冠心病和脂肪肝。医食同源理论与实践的印证说明，食物对人体不但有营养作用，而且具有防病治病的作用。所以，脂肪肝患者在日常生活中食用对脂肪肝有治疗作用的食物，不仅可起到治疗疾病的作用，而且对健康也有促进作用。脂肪肝患者在日常生活中应经常食用以下食物。

◎萝卜

萝卜又名莱菔、罗服，它既可用于制作菜肴，炒、煮、凉拌；也可当作水果生吃，味道鲜美；还可腌制泡菜、酱菜。萝卜营养丰富，有很好的食用、药用价值。俗语说"常吃萝卜菜，啥病也不害""常吃萝卜喝热茶，不用大夫到自家""冬吃萝卜夏吃姜，一年四季保安康"，可见萝卜对人体有极为重要的保健作用。有资料报道，吃萝卜能促进胆汁分泌，有利于脂肪的消化，可避免脂肪在皮下堆积，具有明显的消脂、减肥作用；萝卜还有降低血胆固醇，预防高血压病和冠心病的作用。因此，对于有脂肪肝及脂肪肝伴有高血压、冠心病、糖尿病的中老年人来说，经常服食萝卜汁及萝卜配伍制作的食疗、药膳食品大有裨益。

◎山楂

现代中医药学研究证实，山楂有防治脂肪肝的作用，并对防治动脉粥样硬化有重要作用。动物药理研究发现，动脉粥样硬化兔口服山楂提取物和醇浸膏 0.5 毫克 / 千克，能使血中卵磷脂比例提高，胆固醇和脂质在器官上的沉积降低；口服南山楂粉有降低试验性高脂血症兔的血清总胆固醇和 β- 脂蛋白作用；血清 β- 脂蛋白的降低值亦类似。15%、30% 的山楂浸膏对乳幼大白鼠有降脂作用，其中 30% 的山楂浸膏最为显著。研究人员还发现，山楂核醇提取物能显著降低鹌鹑血清总胆固醇 33.7% ～ 62.8%，特别是低密度脂蛋白－胆固醇（LDL-C）和极低密度脂蛋白－胆固醇（VDL-C）降低幅度为 34.4% ～ 65.6%，并能减少胆固醇及胆固醇酯在动脉壁的沉积，其作用随剂量的增加而增加。

需要说明的是，山楂虽是佳果良药，但不宜过多食用。《随息居饮食谱》中记载："多食耗气，损齿，易饥，空腹及羸弱人或虚病后忌之。"此外，下列人群不宜多食山楂：①孕妇，山楂有破血散瘀作用，能加速子宫的收缩，孕妇过食山楂易导致流产；②儿童，小儿脾胃较弱，过食山楂会损伤胃，降低消化功能，导致消化不良而引起消瘦等症；③胃溃疡患者，胃中经常保持较高的酸度，多食会损伤胃黏膜，不利于溃疡的修复；④血脂过低者，因为山楂具有防治脂肪肝作用，血脂过低的人多食山楂会影响健康；⑤服用人参等补品时不宜吃山楂及其制品，防止其抵消人参的补气作用。

小贴士

具体治疗脂肪肝时，山楂的食用方法为：新鲜山楂果 500 克，将山楂果洗净，晾干，切成两半备用，随意嚼服。此法具有活血化瘀、消脂通络的功效，主治各种类型的脂肪肝。

◎橘子

国外科研人员发现，多吃柑橘可预防脂肪肝和动脉硬化。柑橘中含有丰富的类胡萝卜素，类胡萝卜素在人体血液中浓度越高，人的肝功能越正常，患动脉硬化的危险就越低。在日本，男性饮酒的情况非常普遍，过度饮酒会造成脂肪肝和肝硬化等疾病。研究人员对每天摄入 25 克乙醇（也就是 640 毫升以上啤酒）的日本男性进行了调查，结果发现，每天吃 1 个以下柑橘的人，比每天吃 3 ～ 4 个柑橘的人，患酒精肝的概率要高出将近一倍。研究人员认为，这主要是因为脂肪肝、酒精性脂肪肝以及肝硬化等患者体内血清中的抗氧化能力降低，而柑橘中丰富的类胡萝卜素和维生素可提高抗氧化能力，对保护肝有益。

◎牛奶

许多脂肪肝患者担心喝牛奶会增加血中胆固醇，这是没有科学根据的。近年来医学专家认为，牛奶本身虽含有一定的胆固醇，但牛奶中又含有能降低胆固醇的物质，而且这种物质所起的作用远远超过由牛奶本身带入人体内的胆固醇量，这种物质被摄入体内，能有效地抑制胆固醇生物合成。医学专家还发现，一个长期饮用牛奶的人，其胆固醇含量比一般的患者少 50%。医学流行病学专家做过这样的调查，非洲的马西族人，尽管他们每人每天要喝一定量的全脂牛奶，但他们的血胆固醇含量却不高，冠心病的发病率也很低。专家有意识地给一些健康人每日喝 1 袋牛奶，过一段时间后血中胆固醇含量显著下降，且一直维持在较低的水平。而且牛奶中含有较多的钙，也可减少人体对胆固醇的吸收。由此看来，对患有脂肪肝、高血压病和冠心病的患者来说，每日适量喝牛奶是有益健康的。需要指出的是，有人喝牛奶后会出现腹泻症状，对于此类人群，食疗专家建议改为每日喝酸牛奶，既可起到降低胆固醇的作用，又能避免腹泻的发生。

近年来，科学家研究发现，酸奶中还含有一种特殊的"牛奶因子"，它与奶中的钙离子一起，可防止人体对胆固醇的吸收。有资料报道，这种"牛奶因子"本身可吸收血液中已经蓄存的胆固醇，经过志愿受试者每日喝 700 毫升酸奶试验，1 周后血清中胆固醇下降 5% ～ 10%。这一信息对于脂肪肝、动脉粥样硬化、冠心病、高血压病等患者来说，无疑是一个福音。

◎玉米

现代医学研究证实，玉米不仅有较好的降血糖、降血压作用，而且还有较好的防治脂肪肝的效果。玉米主要含复合糖类，流行病学调查资料表明，以复合糖类为主食的国家或地区，居民平均血中胆固醇含量和冠心病发病率均较低，可能与玉米等谷类中含有较高的膳食纤维有关。临床研究表明，日常饮食中用复合糖类（玉米等谷类）代替简单糖类，可使脂肪肝患者的三酰甘油含量降低。需要说明的是在应用玉米防治脂肪肝的过程中，有以下四点应引起重视。

（1）玉米有很高的营养保健价值，但也缺乏人体必需的某些氨基酸，如赖氨酸等，因此，不宜长期单独服食，建议将玉米与粟米、麦类以及大豆类混食。

（2）食用玉米时要煮熟、蒸透，尤其是中老年人更应以吃酥烂玉米食品为宜，最好将玉米研磨成细粉煮玉米粥，或制成玉米饼等糕点服食。有人在研究中发现，将玉米粉、大豆粉、小麦粉以各 1/3 比例配制成混合食品，其营养保健价值可提高 8 倍。

（3）防治脂肪肝等"富贵病"是一项长期的医疗保健任务，因此，运用玉米等食疗法应坚持适量服食，并要持之以恒。

（4）玉米受潮后容易发霉，霉变的玉米及玉米粉中有黄曲霉菌，它能产生黄曲霉毒素，具有很强的致癌活性。因此，勿食发霉变质的玉米或玉米粉。另外，吃爆米花害多益少，生活中应尽量少吃。

常用的调养脂肪肝的玉米方：用鲜嫩紫色玉米棒 250 克，将鲜嫩紫色玉米棒洗净，放入砂锅，加足量水（以淹没玉米棒再高出 2 厘米为度），大火煮沸后改用小火煨煮 1 小时，待玉米棒用竹筷触之即凹陷（已酥烂）即成，勿弃汤汁，早晚分服。嚼食"珍珠米"，喝玉米汤汁；若紫色玉米棒的棒心偏嫩，则可同时噙入口中咀嚼，渣吐出，液汁咽下。此方具有健脾调中、补虚降脂的功效，主治各种类型的脂肪肝。

◎黄豆

现代医学研究表明，黄豆及黄豆制品均有降低血中胆固醇的作用，如果用黄豆蛋白代替动物蛋白（每周应用三餐），可使血液中的胆固醇含量稳定在正常范围。因为黄豆所含的脂肪酸为不饱和双烯脂肪酸及亚油酸，占所含脂肪的 55% 以上。黄豆还含有大量的植物固醇，可以起到抑制机体吸收动物食品所含胆固醇的作用，协同不饱和脂肪酸与体内胆固醇结合转变为液态，随尿排出体外，从而降低血中胆固醇的含量，有助于脂肪肝、高血压病、动脉粥样硬化患者的康复。具体食用方法为：将黄豆煨煮至酥烂，每日服食 2 次，每次 25 ～ 30 克，缓慢咀嚼后咽下。用黄豆及其制品如豆浆、豆腐脑、豆腐、腐竹等豆制品制作的美味食品及药膳佳肴同样具有良好的防治脂肪肝、降压及健身、美容、益寿作用。对中老年人来说，运用黄豆制品防治脂肪肝，最好的选择是长期适量喝豆浆、豆奶等。

小贴士

家庭在自制豆浆时，请勿随意丢弃豆渣，因为豆渣不仅含有丰富的、容易被吸收的钙，对老年人减缓骨质疏松，防止动脉粥样硬化有好处；而且豆渣含热量低，含膳食纤维多，在肠道具有吸附胆固醇的作用并使其转变为粪便排出。另外，豆渣食后有饱腹感，对脂肪肝、肥胖症、糖尿病以及心脑血管病患者，是较理想的辅助食疗剂。为了使豆渣食之有味，可以将豆渣拌入燕麦粉中，制成豆渣燕麦饼，松软可口。在食用黄豆及其黄豆制品时，要注意适量有度。

◎灵芝

灵芝在防治脂肪肝中疗效显著，尤其对急性脂肪肝疗效较高，对某些慢性脂肪肝患者，除症状、体征有明显改善外，还可促使肝功能达到一定程度的恢复。灵芝含有多种氨基酸、维生素，比西药治疗更有其优越性。灵芝还有明显的增强免疫功能的作用，灵芝提取液按每千克体重0.1克剂量注射于小白鼠体内时，癌细胞抑制率高达96.5%。药理学试验表明，灵芝注射液升高白细胞的作用极强，因而对各种化学药物治疗、放疗所致的白细胞减少症大有裨益。日常生活中，脂肪肝患者及免疫力低下的中老年人，服用灵芝汤，只要运用得当，一般都可收到明显的效果。

防治脂肪肝的灵芝汤的做法：乌龟1只，灵芝30克，大枣10枚。先将乌龟放锅内，清水煮沸，捞出，宰净去内脏，切块略炒，然后与去核大枣、灵芝用瓦锅煲汤。食时调味，饮汤吃肉，此汤尚有降低胆固醇的效果。另外还可服用灵芝甘草汤：灵芝10克，甘草8克，水煎服。对脂肪肝有较好的效果。

◎绿豆

绿豆又叫青小豆，被人们称为消暑解毒的良药。由于它营养丰富，用途广泛，被李时珍盛赞为"济世良谷""食中要物""菜中佳品"，自古以来被作为药用备受重视。民间有多种食用绿豆的方法，它既可做豆粥、豆饭、豆酒；也可磨成面，澄滤取粉，做馅制糕、制作粉皮等；亦可以水浸生芽做菜，其食用价值堪称谷豆中的佼佼者。

绿豆中含有一种球蛋白，能促进人体内胆固醇在肝分解成胆酸，加速胆汁中胆盐排出和降低小肠对胆固醇的吸收。绿豆中的多糖成分能增强血清脂蛋白酶的活性，使脂蛋白中三酰甘油水解，达到防治脂肪肝的作用。在运用绿豆防治脂肪肝时，应注意不要去掉绿豆外皮（俗称"绿豆衣"），包括煮食和制绿豆粉。

◎燕麦

食疗专家指出，燕麦片不但能让人们在早餐时果腹，还可有效降低患上心脏病的概率。在人们与心血管疾病做斗争时，燕麦片是最便宜且随手可得的"武器"。这是因为燕麦含有丰富的蛋白质、维生素，且富含亚油酸、燕麦胶和可溶性纤维，更为重要的是常食燕麦片可降低血液中的胆固醇，起到防治脂肪肝的作用。

食疗专家研究发现，一杯半煮熟的燕麦片能提供人体每天所需的水溶性纤维，从而拥有抗御脂肪肝和冠心病的"战斗力"。如果30天内每天吃一碗麦片，人体内胆固醇的异常状况绝大多数会得到纠正，且原本血液中胆固醇含量越高的人，下降的程度越大。另外，现代药理试验也表明，燕麦具有很好的防治脂肪肝和抗脂肪肝作用。有学者报道，给家兔喂高脂饲料时加燕麦粉，能明显抑制家兔血脂升高，明显减轻肝脏脂质沉积；人和大鼠服食燕麦后，肝三酰甘油和胆固醇的含量平均下降分别为36.9%和13%，其防治脂肪肝的作用可能与所含不饱和亚油酸有关。由此可见，对脂肪肝及对脂肪肝伴有糖尿病、冠心病的患者来说，经常适量地以燕麦代替主食的一部分，大有裨益。

◎鱼类

鱼是能防治脂肪肝的最佳食物之一。鱼类以低脂肪、低胆固醇、高蛋白、高营养而深受人们喜欢，它富含有二十碳五烯酸、二十二碳六烯酸等。鱼油中的氨基酸及鱼体内丰富的核酸，有促进大脑发育，开发智力，提高人体免疫力和防病能力等作用。随着人们对鱼类营养成分的了解，鱼类的食用价值和药用价值逐渐被认识，而这些作用都与鱼类是低脂肪食品有关。鱼类脂肪含量在 1%～10%，大部分鱼类只含有 1%～3% 的脂肪，如大黄鱼、小黄鱼、胖头鱼等；有些鱼如草鱼、鲤鱼、带鱼、平鱼脂肪含量在 5%～8%。由于鱼类脂肪含量少，供热低，所以是高蛋白、低热量的食物，比家禽、家畜都要优越的动物性食物。所以食疗专家强调脂肪肝患者宜多吃鱼。

◎蘑菇

蘑菇在生物学中的科学名称叫大型真菌，和人类的关系非常密切，不仅具有重要的经济价值，而且具有食用和药用价值。

蘑菇中膳食纤维含量相当高，尤其是纯天然的木质素成分占有相当比例，不仅可防治脂肪肝，同时兼有降压及减肥等特殊作用。据有关资料报道，研究人员让脂肪肝患者食用鲜蘑菇 90 克或干蘑菇 9 克，连续服食 7 天，结果血清中的胆固醇值平均下降 6%～12%。所以，现代营养、食疗专家认为，蘑菇是脂肪肝患者膳食中的佳品。需要指出的是蘑菇不可一次过量食用，腐烂变质的蘑菇更不宜食用，否则会引起恶心、呕吐、腹痛、腹泻等。生活在山区、丛林周边的人们，在采摘生蕈类食用时必须谨慎分辨是否有毒。

防治脂肪肝的菜肴做法：鲜蘑菇 150 克，冬瓜 350 克，精盐、生姜汁、湿淀粉、鸡油、鲜汤各适量。将冬瓜洗净去皮、子，切成片。鲜蘑菇洗净，切成厚片；炒锅上火，放入鲜汤、鲜蘑菇片、冬瓜片；用旺火烧沸，撇去浮沫，投入生姜汁、精盐；改用小火烧至冬瓜片、蘑菇片熟透入味，用湿淀粉勾芡，淋入鸡油，拌匀即成。当菜佐餐，随意食用。具有清肝化湿，减肥降脂的功效。主治肝经湿热型脂肪肝。

◎黑木耳

黑木耳生于桑、槐、柳、楠、楮等朽树上，淡褐色，形似人耳，故称黑木耳。黑木耳色泽黑褐，质地柔软，味道鲜美，营养丰富，可素可荤，为中国菜肴大添风采。在治疗脂肪肝的食物中，一些食疗专家特别推崇黑木耳，因为黑木耳所含膳食纤维量较高，脂肪肝患者每日摄入一定量的黑木耳，不仅可有效降低脂肪肝患者的血脂含量，而且还可促进肠胃蠕动，将体内过高的胆固醇及时排出体外，有洗涤胃肠、防治便秘的作用。同时黑木耳含丰富的维生素，对脂肪肝合并高血压病以及脂肪肝合并冠心病等具有一定的积极治疗作用。

黑木耳除具有防治脂肪肝的作用外，还有凉血止血、益气补虚、滋阴润肺、补脑强身、和血美容的功效，为滋补性食品，并可防治缺铁性贫血，对胆结石、肾结石等也有比较显著的化解功能。黑木耳还能减少血液凝块，预防血栓等病的发生，有防止动脉粥样的作用。黑木耳含有抗肿瘤活性物质，能增强机体免疫力，经常食用可防癌抗癌。另外黑木耳还对月经过多、大便出血、崩中漏下、痔疮出血、高血压、血管硬化、便秘等有防治效果。

◎海带

海带又名海草、昆布，是海岸植物中个体较大、质柔味美、营养价值和经济价值较高的一种海藻。海带中含有糖类、褐藻酸、甘露醇等，是一种经济价值很高的工业原料。过去人们只是认为海带含碘量高，对因缺碘而致的甲状腺肿及克汀病有效，而目前已发现海带还含有不少其他特殊营养和药用价值。

有资料报道，海带中所含的海带素、褐藻淀粉和昆布素多糖等，具有很好的防治脂肪肝和抗凝血作用，已被用于临床治疗脂肪肝，取得了一定的效果。现代食疗专家认为，脂肪肝患者只要经常在膳食中掺入一些海带，就会使脂肪在体内的蓄积趋向于皮下和肌肉组织，减少在肝、心脏、血管、肠黏膜上的积存；同时，血液中的胆固醇含量会显著降低。由此可见，脂肪肝患者多吃些海带大有好处。

◎紫菜

紫菜含蛋白质、脂肪、糖类、钙、磷、铁、锌、碘、锰、氨基酸、藻红蛋白、磷脂、烟酸、有机酸、挥发油及维生素 A、维生素 B_1、维生素 B_2 等，其中有些成分是陆生蔬菜所没有的。近几年来，世界上许多国家都开展对紫菜的食用研究，发现经常吃紫菜可使体液保持弱碱性，对脂肪肝、高血压病、糖尿病、癌症等多种疾病有辅助治疗作用。最为常用的食疗方法是紫菜海带汤。

民间防治脂肪肝的紫菜菜肴的做法：紫菜 10 克，海带 20 克，冬瓜皮 30 克，西瓜皮 50 克，盐少许。将紫菜、海带、冬瓜皮、西瓜皮同放一锅中，加清水适量，大火烧开，文火煮 10 分钟，盛入碗中或汤盆中即成。建议脂肪肝患者不妨将紫菜海带汤当成生活中的佐餐。

◎螺旋藻

据报道，国外有学者对多名高胆固醇、高三酰甘油的男性做临床观察，在食用螺旋藻 8 个星期后，其血清胆固醇、三酰甘油含量均有所降低，而且皮下多余的脂肪也有所减少。此项观察是在保持原有饮食状况下进行的。研究人员还发现螺旋藻制剂能抑制血中胆固醇上升，促使高密度脂蛋白（HDL）胆固醇上升，而抑制低密度脂蛋白（LDL）胆固醇上升，最终抑制血液中胆固醇上升。所以食疗专家建议，脂肪肝患者宜常适量吃螺旋藻，以预防和治疗脂肪肝。

◎香菇

香菇含有丰富的膳食纤维，不仅能促进肠胃蠕动，而且可减少肠道对胆固醇的吸收，还可防止便秘，对于中老年人来说，是绝妙的保健佳品。

同时，香菇中还含有香菇嘌呤等核酸类物质，对胆固醇有溶解作用，可有效地促使体内过多的胆固醇溶解并排出体外，防止动脉壁脂质沉积和动脉粥样硬化斑块的形成。据研究，香菇中个别成分的降胆固醇作用比某些防治脂肪肝药物的作用还要强。有人在此方面也做过临床试验，让脂肪肝患者以及伴有动脉粥样硬化症、糖尿病、高血压病者连服这种香菇的有效成分 130 ～ 150 毫克 / 天，15 周后其三酰甘油、磷脂、脂及非酯化脂肪酸均有所下降；停食香菇提取物后血中脂质稍有上升，再服用香菇提取物一段时间后又可下降，且对肝功能无任何影响。所以提倡脂肪肝患者生活中常食适量香菇。

民间还有用嚼食香菇治疗脂肪肝的方法：用干香菇（中等大小）4 枚，将干香菇用开水浸泡 10 分钟，洗净，晾干备用。每天分 2 次嚼食。具有补气健脾、和胃益肾、降脂抗癌的功效。此法主治脾气虚弱型脂肪肝。

◎洋葱

洋葱是日常生活中的一种主要蔬菜，其食用方法较多，可以做汤、炒食、炖食，还可用于烤、炸、熏、蒸或生吃，更为重要的是洋葱还是一种药用食物。洋葱的药用价值之一是防治脂肪肝，现代药理研究证实，洋葱中含有洋葱精油，可降低脂肪肝患者体内过高的胆固醇，提高脂肪肝患者体内纤维蛋白溶酶的活性，对改善动脉粥样硬化很有益处。有学者临床试验证实，洋葱防治脂肪肝的效果优于某些药物。而且洋葱中还含有降血糖的成分，经常食用，不仅可防治脂肪肝、降血压，还可降血糖，对于脂肪肝合并高血压、糖尿病者十分有益。

民间用于防治脂肪肝的洋葱菜肴做法：洋葱 250 克，面粉、精盐、味精、植物油各适量。将洋葱除去外皮，洗净后整个洋葱横切成圆盘状，放入碗中，撒入精盐、面粉拌匀，待用。锅置火上，加植物油，中火烧至四成热，下洋葱片炸数分钟，炸至将熟时改用大火稍炸，捞出控净油，拌入精盐、味精等调料，盛入碗中即成。佐餐当菜，随意服食，当日吃完。活血化痰，降脂降压。主治痰瘀交阻型脂肪肝。

◎生姜

生姜是一味极为重要的调味品，同时也可作为蔬菜单独食用，而且还是一味重要的中药材。它可将自身的辛辣味及特殊芳香渗入菜肴中，使之鲜美可口，味道清香。本品为药食两用植物。现代药理试验研究证实，姜提取物对试验性高胆固醇血症大鼠，有明显抑制其血清与肝中胆固醇的含量，增加粪便中胆固醇的排泄。由此可见，生姜是一味具有降低血脂作用的食物，并可用于防治高脂血症等体内脂质代谢紊乱性疾病。

需要指出的是食入生姜一次不宜过多，以免产生口干、咽痛、便秘等上火症状。烂姜、冻姜不要吃，因为姜变质后会产生致癌物；由于姜性质温热，有解表功效，所以有阴虚内热、出血、目赤等患者应当忌食。另外，食用生姜要选鲜姜（即子姜），鲜姜不辣，成分多，功能强。

◎绿茶

绿茶具有生津止渴，清热解毒，祛湿利尿，消食止泻，清心提神的功能。急性期脂肪肝患者，特别是黄疸性脂肪肝，多以湿热为主，可饮绿茶，以达到清热利湿的治疗作用。

有学者通过对绿茶进行分析，发现绿茶所含化学成分近400种，其中主要有茶多酚类（茶单宁）、脂肪、食物纤维、碳水化合物、蛋白质、多种氨基酸、多种维生素以及多种微量元素等，还含丰富的叶酸。茶多酚是从绿茶提取的多酚类物质，作为天然抗氧化物质，引起了国内外学者的重视。医学专家利用试验动物模型，采用生物化学和肝组织病理学等研究方法进行观察。结果表明，对阻塞性黄疸肝过氧化损伤的试验动物给予茶多酚，可降低动物体内过氧化物水平，维持机体自身抗氧化防御系统功能，从而达到保护肝功能的作用，为阻塞性黄疸肝损伤恢复起到了有益作用。临床的初步观察结果也表明，过氧化物增加与肝功能损伤有关，茶多酚通过降低过氧化物，可促进肝功能的恢复。因此，绿茶对于脂肪肝的肝功能受损有一定的改善作用。

◎芹菜

芹菜原产地中海沿岸，我国栽培芹菜，据说已有两千多年的历史。芹菜有唐芹和西芹两种，常吃的是唐芹，西芹在南方常吃。芹菜的特点是株肥，脆嫩，渣少，是日常蔬菜之一，既可热炒，又能凉拌，深受人们喜爱。近年来诸多研究表明，芹菜还是一种具有很好药用价值的蔬菜，它具有降低血清胆固醇的作用，并可治疗脂肪肝、高血压病。

民间防治脂肪肝的芹菜菜肴的做法：芹菜 300 克，豆腐干 100 克，精盐、酱油、味精、白糖、生姜丝、麻油各适量。将芹菜洗净后切成 4 厘米长，豆腐干切成丝。炒锅上旺火，加水烧沸，放入芹菜段和豆腐干丝，至芹菜段断生时捞出，放凉水中过凉，控水后放碗中，加入精盐、酱油、味精、白糖、生姜丝、麻油，调拌均匀后装盘即成。此菜具有清肝化湿，调和脾胃，润肺止咳的功效。可主治疗肝经湿热型脂肪肝。

◎大蒜

大蒜是烹饪中不可缺少的调味品，南北风味的菜肴都离不开大蒜。据记载，历史上最早食用蒜成癖的人是 4500 年前的古巴比伦国王。据史料记载，这位国王曾经下令臣民向王宫进贡大蒜，以满足其饮食之乐。中国人食用大蒜的年代较晚，大约是汉朝张骞出使西域后才引进的。

大蒜既可调味，又能防病健身，被人们称誉为"天然抗生素"；而且人们还发现大蒜及其大蒜制剂能降低总胆固醇和三酰甘油水平，是防治动脉粥样硬化的重要药食佳品。现代医学研究发现，每日服食相当于 50 克大蒜的新鲜蒜汁或大蒜精油，能防止饮食所引起的血浆胆固醇水平的升高。国内研究还表明，人工合成的大蒜素也有降低胆固醇和三酰甘油的作用，还能延缓动脉粥样硬化的发生和发展。

需要指出的是：发芽的大蒜食疗效果不大；腌制大蒜不宜时间过长，以免破坏有效成分；大蒜素怕热，遇热后很快分解，其杀菌作用降低；因此，预防和治疗感染性疾病应该生食大蒜。大蒜能使胃酸分泌增多，辣素有刺激作用，有胃肠道疾病特别是有胃、十二指肠溃疡的人不宜吃大蒜；过量食用大蒜还会影响视力。但应注意，若过量食用大蒜，可造成肝功能障碍，引起肝病加重，故脂肪肝患者要适量食用。

民间大蒜防治脂肪肝具体食用方法为：大蒜头500克，红糖300克，米醋400毫升。将大蒜头洗净，沥水后放入大口瓶内，加红糖拌和，兑入米醋，加盖，摇动大口瓶，每日摇动1～2次，浸泡10天即可食用。每日2次，每次连皮嚼1个蒜头（6～7瓣）。具有化积降浊，降脂降压，强身防癌的功效。主治各种类型的脂肪肝。

◎苹果

苹果是脂肪肝患者首选的水果。西方谚语说："一天一苹果，医生远离我。"这也从一个侧面反映出苹果的营养价值和药用价值。所以，苹果被越来越多的人称为"大夫第一药"。之所以如此，一是因为苹果含有充足的纤维素，可用以补充肠道容量，降低致癌物质的浓度，促进其排泄；另外苹果含有大量果胶，能防止胆固醇增高。二是因为苹果中富含多糖果酸及类黄酮、钾及维生素E、维生素C等营养成分，可使积于体内的脂肪氧化，避免身体过于发胖。三是因为苹果能提高肝的解毒能力，降低血胆固醇和血脂含量，减缓老人动脉硬化过程，有效地预防脂肪肝、冠心病。

◎马齿苋

马齿苋原产阿根廷、巴西、南美等地，又名马齿菜、五行草。旧时每逢荒岁歉年，人们多采之做菜当粮充饥，因此，民间又叫它"长寿菜""长命菜"，夏秋之季生长在田野路旁。在民间，炎热的夏季，有人胃口不好，不思饮食，腹泻，就会采集新鲜马齿苋，洗净，用开水焯一下，然后放入凉开水中浸泡一会儿，捞出食用，用来开胃、增加食欲，所以说马齿苋属一种药食两用蔬菜。

现代药理试验证明，马齿苋的乙醇浸液对大肠埃希菌、痢疾杆菌、伤寒杆菌和金黄色葡萄球菌都有强力抑制作用，尤其对痢疾杆菌作用更强，素有"天然抗生素"之称。所以，马齿菜常用于肠炎、痢疾、泌尿系统感染、湿疹、皮炎、痈肿疮疖、痔疮、带下阴痒、毒蛇咬伤等的治疗。科学家还发现马齿苋对糖尿病具有明显的治疗效果。马齿苋还是一种典型的低热量食品，常吃可防治肥胖，尤其对于脂肪肝的防治有一定的疗效。马齿苋不仅含有粗纤维、核黄素、维生素 C、维生素 E、β- 胡萝卜素、烟酸以及钾、铜、钙、铁等多种矿物质，还含有某些生物活性物质。这些生物活性物质对脂肪肝、心脏病、高血压病、中风及糖尿病患者十分有益。

小贴士

需要说明的是：马齿苋并非适宜所有人食用，由于其性寒滑，故怀孕早期，尤其是有习惯性流产史者忌食之。《本草正义》中说"兼能入血破瘀"。李时珍认为马齿苋"散血消肿，利肠滑胎"。近代临床试验认为，马齿苋能使子宫平滑肌收缩。所以，孕妇忌吃马齿苋，但在临产前又属例外，多食马齿苋，反而有利于顺产。

◎魔芋

魔芋又称麻芋、鬼芋。魔芋是许多人喜欢食用的食物，魔芋块茎加工制成的魔芋豆腐、黑豆腐等多种菜肴别有风味，在我国南方几乎家喻户晓。魔芋具有奇特的保健作用和医疗效果，被人们誉为"魔力食品"，有"不想胖，吃魔芋；要想瘦，吃魔芋；要想肠胃好，还是吃魔芋"的说法。魔芋的吃法较多，烧、焖、炒、蒸是常用的烹调方法。魔芋还可以和瘦猪肉、鸭肉、海蜇皮、海参、蔬菜等搭配食用。现代研究发现魔芋具有以下作用。

（1）魔芋所含的黏液蛋白能减少体内胆固醇的积累，预防动脉硬化和防治心脑血管疾病，对于防治脂肪肝、高脂血症有一定的作用。吃魔芋能提高机体免疫力，所含的甘露糖苷对癌细胞代谢有干扰作用。

（2）魔芋所含的优良膳食纤维能刺激机体产生一种杀灭癌细胞的物质，能够防治癌症。此外，魔芋对淋巴结核、痈疔和毒蛇咬伤，无论内服外敷，都有较好效果。纤维素能促进胃肠蠕动、润肠通便，防止便秘和减少肠对脂肪的吸收，有利于肠道病症的治疗。

（3）魔芋是低热食品，其吸水后膨胀，可增大至原体积的 30 ～ 100 倍，因而食后有饱腹感，是理想的减肥食品。

（4）魔芋能延缓葡萄糖的吸收，有效地降低餐后血糖，从而减轻胰的负担，使糖尿病患者的糖代谢处于良性循环，不会像某些降糖药使血糖骤然下降而出现低血糖现象。因而，魔芋精粉及其制品都是糖尿病患者降糖的理想食品。

（5）魔芋为理想的保健佳品。据报道，有关专家利用食用魔芋，对成都地区两所老年大学 183 名高脂血症患者曾进行过试用治疗，发现服食者的血清三酰甘油、血清总胆固醇、低密度脂蛋白胆固醇均明显下降。

需要说明的是：魔芋忌生食；"魔芋有小毒"，就魔芋全株而言，以根头毒性最大，须经化学方法加工或用石灰水漂煮后，再烹调菜肴或制成食物，一般情况下，不宜多食，在食前必须经过去毒。魔芋去毒后可供烹饪做菜，也可晒干成魔芋片，或磨成魔芋干粉。市场上已有加工好的魔芋粉，购买时注意质量鉴定。若为药用，有学者提醒，切勿误服药渣，以免中毒。若因不慎或误食魔芋引起中毒,其症状有喉舌灼热、痒痛、肿大,此时须立即采取解毒法,饮服稀醋、浓茶、蛋清等解毒急救,或用食醋30～60克,加生姜汁少许,内服或含漱。

◎核桃仁

核桃是世界四大干果之一。在临床上,核桃起着重要的食疗作用,可以降低血脂,防治脂肪肝,并预防血栓形成。核桃仁的营养价值极高,富含对人体有益的单不饱和脂肪酸、多不饱和脂肪酸、卵磷脂、维生素 E 等。不饱和脂肪酸可降低血中胆固醇、三酰甘油和低密度脂蛋白的含量,预防高血压、冠心病、高脂血症等;维生素 E 则可提高免疫力、抗动脉硬化、防癌、保护视力、消除老年斑。

中医认为,核桃仁味甘性温,有补肾壮阳和润肺、通便的功效。因此,对于因肾虚导致的腰腿冷痛、尿频、耳鸣、性功能障碍、遗精、须发早白等症状,每天吃点核桃仁,能起到良好的治疗作用。

需要说明的是:核桃仁所含的脂肪,虽然有利于清除胆固醇的不饱和脂肪酸,但脂肪本身具有很高的热量,如果过多食用又不能被充分利用,就会被人体作为胆固醇储存起来,结果适得其反、不利于脂肪肝的恢复。同时应该适当减少其他脂肪摄入,以避免热量摄入过高。核桃含油脂多,吃多了会令人上火和恶心,正在上火、腹泻的人不宜吃。一般来说,每天食用核桃仁的重量,应在 30 克左右,大约相当于 4 个核桃。

◎大枣

大枣依加工方法不同,而有红枣、黑枣之分,来源均相同。红枣是稍经沸水烫过,即予晒干。黑枣是经沸水烫过,再熏焙至枣皮发黑发亮,枣肉半熟,干燥适度为止。南枣是大枣的变种,产于浙江金华兰溪,以前是贡品,所以又称贡枣,而今多用于食品及补酒药料,中医处方多不见用,民间认为补益力最佳。

自古以来，大枣均被历代医家列为补身佳品。大枣，果肉肥厚，色美味甜，含蛋白质、脂肪、糖类、维生素、矿物质等营养素，尤以糖类和维生素 C 含量高，在鲜枣中含糖类达 20%～36%，在干枣中含糖类高达 50%～80%。维生素 C，每百克鲜枣内含 300～600 毫克之多，还含有丰富的维生素 P，含有葡萄糖、果糖、蔗糖、维生素 C、核黄素、胡萝卜素、13 种氨基酸、36 种微量元素。因此，大枣历来是益气、养血、安神的保健佳品，对高血压、心血管疾病、失眠、贫血、脂肪肝等患者都很有益。

中医认为大枣性味甘平，入脾胃二经有补气益血之功效，是健脾益气的佳品。根据药理研究，大枣有保护肝、降低血脂等作用。用黑木耳 50 克加大枣 30 枚炖熟，有降血脂、消除脂肪肝的功效。医学上常用大枣治疗脾胃虚弱、气血不足、失眠等症。对神经衰弱、过敏性紫癜、肝炎、血小板减少等病有很好疗效。我国古代医家张仲景在《伤寒杂病论》中，用大枣的古方达 58 种之多。李时珍的《本草纲目》中则说："枣肉味甘，无毒。主治：心腹邪气、安中、养脾气、平胃气，润心肺、补五脏、治虚损、除烦闷……"由此可见对脂肪肝患者的益处是不可小视的。

小贴士

大枣虽然味甘、无毒，但性偏湿热，故不能多食，尤其内有湿热者，多食会出现寒热口渴、胃胀等不良反应。在日常生活中，享受大枣的美味时，还要注意以下几点：大枣不要与胡萝卜或黄瓜一起吃，胡萝卜含有抗坏血酸酵酶，黄瓜中含有维生素分解酶，两种成分都能够破坏大枣中的维生素 C。服用退热药时禁忌吃枣，因为服用退热药的同时食用含糖量高的食物容易形成不溶性的复合体，减慢初期的吸收速度，大枣为含糖量高的食物，所以禁食用。服苦味健胃药及祛风健胃药时不应食用，苦味及祛风健胃药是靠药物的苦味、怪味刺激味觉器官，反射性地提高食物对中枢神经的兴奋性以帮助消化，增进食欲，若此时服用大枣，会影响疗效。龋齿疼痛，下腹胀满，大便秘结者也不宜食用大枣。

20　常用治疗脂肪肝的果蔬汁

果蔬汁主要含碳水化合物、矿物质、维生素等营养成分。绿色果蔬汁具有不含防腐剂及食用色素等食品添加剂的特点，有原果蔬汁、浓缩果蔬汁、果蔬汁糖浆等多种，是理想的保健饮品。不少果蔬食物本身就具有抗污染、清血液、排毒素、预防与治疗脂肪肝的作用。因为富含纤维素或叶绿素的食物具有解毒功能，多吃有助于消除体内累积的毒性物质。果蔬汁的制法很简单，将果蔬洗净切成小片，按处方所述的工艺或将果蔬放入榨汁机中搅拌即可，饮用时用白糖或蜂蜜调味。

◎山楂酸奶汁

【配料】酸牛奶 1 瓶（约 100 毫升），山楂 35 克。

【制法】

（1）将山楂洗净，切碎，放入砂锅，加水 500 毫升。

（2）大火煮沸，改用小火煨煮 30 分钟，用洁净纱布过滤，去渣，留汁，调入酸牛奶，用小火煨煮至沸即成。

【用法】每日 2 次，早晚分服。

【功效】消食积，化瘀血，降血脂。适用于气滞血瘀型脂肪肝。

◎萝卜消脂汁

【配料】白萝卜 1000 克。

脂肪肝康复自我调养

【制法】将白萝卜放入清水中，浸泡片刻后反复洗净其外表皮，用温开水冲洗后连皮切成小丁块状，放入家用电动粉碎机中，压榨取汁即成。

【用法】每日2次，早晚分服。

【功效】理气消脂，顺气消食。适用于各种类型的脂肪肝。

◎番茄酸奶汁

【配料】番茄150克，酸牛奶250毫升。

【制法】

（1）将番茄外表皮用温水浸泡片刻，反复洗净，连皮切碎。

（2）放入果汁捣搅机中快速捣搅1分钟，加酸牛奶拌匀，番茄酸奶汁即成。

【用法】每日2次，早晚分服。

【功效】补虚消脂。适用于各种类型的脂肪肝。

小贴士

番茄红素是番茄中含有的最主要的类胡萝卜素，具有强抗氧化作用的活性成分，有对抗自由基的作用，可延缓衰老，减少患心血管疾病和癌症的概率。番茄中的果酸，作用有如水杨梅，具有一定的收敛毛孔的作用，同时可改善面部油脂问题，保持肌肤水分平衡。番茄不但营养价值高、口感好，还可以使人产生饱足感，可以生食也可以加工烹调，是一种减肥圣方。因为番茄不但含有维生素A、C、E以及B族维生素，还富含果胶等食物纤维。食物纤维在人体内会吸附其他的食物脂肪，有助于降低其他食物脂肪被吸收的机会，而丰富的维生素B族可以促进脂肪的新陈代谢，达到瘦身的效果。

◎大蒜牛奶汁

【配料】酸牛奶 100 毫升，糖醋大蒜头 1 个，蜂蜜 10 毫升。

【制法】将糖醋大蒜掰瓣，去膜，剁成糊状，与酸牛奶、蜂蜜充分混合均匀即成。

【用法】每日 2 次，早晚分服。

【功效】散瘀消脂。适用于各种类型的脂肪肝。

◎橘子海带汁

【配料】橘子 1 个，海带 10 克，麻油 3 克。

【制法】

（1）将海带洗净，再切上几刀浸入 100 克凉开水。

（2）橘子去皮放入榨汁机中搅碎榨汁，然后加入麻油和海带及浸泡海带的水，再搅成匀浆，即可饮用。

【用法】每日 2 次，早晚分服。

【功效】理气解郁，化痰消脂。适用于肝郁气滞型脂肪肝。

◎芹菜消脂汁

【配料】新鲜芹菜（包括根、茎、叶）500 克。

【制法】将新鲜芹菜洗净，晾干，放入沸水烫泡 3 分钟，切细后捣烂，取汁即成。

【用法】每日 2 次，早晚分服。

【功效】降压，利湿，祛脂。适用于肝经湿热型脂肪肝。

◎大蒜萝卜汁

【配料】生大蒜头 60 克，生萝卜 120 克。

【制法】

（1）先将生大蒜头剥去外包皮，再将大蒜瓣洗净，切碎，剁成大蒜糜汁，备用。

（2）将生萝卜洗净，连皮切碎，放入家用果汁捣绞机中搅压取汁，用洁净纱布过滤后，将萝卜汁与大蒜汁充分拌和均匀，也可加少许红糖调味即成。

【用法】每日2次，早晚分服。

【功效】杀菌消脂。适用于肝经湿热型脂肪肝。

◎苹果萝卜汁

【配料】苹果150克，萝卜叶20克，胡萝卜80克。

【制法】

（1）将胡萝卜洗净切片，苹果洗净，去皮、去核后切成小块。

（2）胡萝卜叶洗净切成碎末，一同放入搅拌器中，搅打10分钟后倒入杯中即可饮用。

【用法】每日2次，早晚分服。

【功效】补血，安神，消脂。适用于各种类型的脂肪肝。

◎苹果芹菜汁

【配料】苹果1个，芹菜60克，红萝卜1个，柠檬1/4个。

【制法】将红萝卜洗净，苹果洗净后去皮、去核，均切成片，与洗净的芹菜一同放入家用电动粉碎机中搅碎，再放入柠檬搅碎、搅匀即成。

【用法】每日2次，早晚分服。

【功效】补血，降压，消脂。适用于各种类型的脂肪肝。

◎苹果酸奶汁

【配料】苹果1个，酸牛奶200毫升，蜂蜜20克。

【制法】

（1）将苹果外表皮反复洗净，连皮切碎，放入家用捣搅机中，搅打1分钟。

（2）收取苹果汁，与酸牛奶、蜂蜜充分混合均匀即成。

【用法】每日2次，早晚分服。

【功效】补虚消脂。适用于各种类型的脂肪肝。

◎毛豆红糖汁

【配料】毛豆 100 克，红糖 30 克。

【制法】

（1）将新鲜毛豆洗净，加 250 毫升煮开过的清水，用捣绞机打碎，约 2 分钟后即成汁状。

（2）将 300 毫升清水注入锅中，用大火煮沸，倒入豆汁继续用大火煮沸；然后用洁净纱布过滤，在滤液中加红糖，用小火煮沸 5 分钟，离火；待凉后放冰箱备用。

【用法】每日 2 次，早晚分服。

【功效】健脾活血，降低血脂。适用于脾气虚弱型脂肪肝。

小贴士

毛豆就是新鲜连荚的黄豆，它的荚扁平，荚上有细毛，故称为毛豆。毛豆价钱并不贵，并且营养丰富，是大众食品。毛豆的家常吃法很多，可将新鲜毛豆剥去外壳，用豆粒与咸菜同炒，滋味鲜美；可将毛豆与肉以慢火焖煮红烧，毛豆酥糯味美；毛豆烧芋头，可以作为零食；用酱和盐渍制，成为豉油毛豆。做法很多，滋味无穷。毛豆含丰富的卵磷脂和蛋白质，能助长发育。

◎毛豆红糖汁

【配料】豆浆 200 毫升，红糖 20 克，小麦胚芽 45 克。

【制法】

（1）将豆浆煮沸后冷却，备用。

（2）将红糖置容器中，加少许豆浆混合均匀，再加入小麦胚芽，搅匀后倒入剩余的豆浆，混合均匀，以大火煮沸即成。

【用法】每日 2 次，早晚分服。

【功效】健脾，活血，消脂。适宜用于脾气虚弱型脂肪肝。

21 治疗脂肪肝的药茶治疗方

药茶疗法是指运用某些中药或具有药性的食品，经加工制成茶剂以及饮、汤、浆、汁等饮料，用于防治疾病的一种方法。药茶不同于一般的茶饮，需要根据患者的症状，依据药物的性能特点进行配方，并依据药茶的浸泡特点进行灵活操作。药茶应用于临床，使用方便，口味清甜，疗效可靠，具有既可治病又可养生之优点，深受患者欢迎。但需要注意的是，药茶不是万能的，也不是千篇一律的，应根据自己的身体情况和病情，慎重选用药茶方，用量要恰当。体质过差或病情严重者应遵医嘱，合理调整药茶处方。药茶冲泡或煎熬时间不宜过长，通常以 10 ～ 20 分钟为宜，若须煎长时间则应遵从医嘱。饮用药茶以温热为主，药茶一般不隔夜饮用。切忌煎好汤后隔数日服，以防药茶变质。药茶一般宜饭前服，使之充分吸收，但对胃肠道有刺激的药茶，宜饭后服。自己配制药茶时，必须选质量好的原料，霉变或不洁者禁用，并应遵照医嘱的配方制作。服有中药配伍的药茶期间，一般忌食生冷、油腻等不易消化或有特殊刺激性的食物。如热证忌食辛辣、油腻；寒证忌食生冷；头晕、失眠、烦躁易怒者，不宜吃胡椒、辣椒、大蒜，不饮酒和浓茶；疮疡或皮肤病患者忌食鱼、虾等。现介绍几种能消除脂肪肝药茶方，以供选用。

◎绞股蓝山楂茶

【配料】绞股蓝 15 克，生山楂 30 克。

【制法】将绞股蓝、生山楂分别洗净，切碎后同入砂锅，加水煎煮 25 分钟，过滤取汁即成。

【用法】代茶频频饮用。

【功效】化痰导滞，活血消脂。适宜于痰瘀交阻型脂肪肝。

小贴士

山楂为蔷薇科植物山里红的成熟果实。其味酸、甘，微温，入脾、胃、肝经，具有消食健胃、行气散瘀之功效。临床上常用炮制品的规格有生山楂、炒山楂、焦山楂和山楂炭等。不同炮制品的功效和应用亦不同，如散瘀止痛用生品、消食化积用炒制品等。现代药理研究认为有机酸具有消食开胃的作用，但山楂生品中有机酸含量较高，对胃肠刺激作用大。山楂炮制后在一定程度上降低其总有机酸的含量，减少了对胃肠的刺激作用，保证了临床疗效的发挥。但用于泡茶，生山楂与炮制后的山楂均可。

◎股蓝决明茶

【配料】绞股蓝 15 克，决明子 20 克，槐花 10 克。

【制法】将绞股蓝、决明子、槐花分别拣去杂质，绞股蓝切碎，决明子敲碎，与槐花同入砂锅，加水煎煮 25 分钟，过滤取汁，兑入少许蜂蜜，拌匀即成。

【用法】早晚分服。

【功效】益气补脾，清肝降浊，化痰消脂。适宜于痰瘀交阻型脂肪肝。

◎荷叶山楂茶

【配料】山楂 20 克，干荷叶 30 克，薏苡仁 5 克，陈皮 5 克。

【制法】将洗净的干荷叶、山楂、薏苡仁、陈皮研成碎末，再放入杯中，用沸水冲泡，加盖闷 15 分钟后即成。

【用法】代茶频频饮用。

【功效】活血化瘀，理气行水，消脂化浊。适宜于痰瘀交阻型脂肪肝。

◎荷叶葛花茶

【配料】荷叶半张，葛花10克。

【制法】将荷叶切成丝状，与葛花同入锅中，加水适量，煮沸10分钟，过滤取汁即成。

【用法】代茶频频饮用。

【功效】解酒毒，降血脂。适宜于痰瘀交阻型脂肪肝。

小贴士

《本草纲目》称葛花"解酒醒脾"，民间也素有"千杯不醉葛藤花"之说。现代中医认为葛花具有清热解毒，分解酒精，健胃，护肝等功效。需要注意的是，葛花与葛根是有区别的。葛根是豆科多年生落叶藤本植物野葛或甘葛藤的干燥根，而葛花是葛的未开放花蕾。

◎芝麻消脂茶

【配料】芝麻糊40克，绿茶12克。

【制法】

（1）将绿茶一分为二，装入棉纸袋中封口挂线，备用。

（2）将芝麻糊一分为二，分装入杯中，待用。

（3）每次取1袋绿茶，放入装有芝麻糊的杯中，用沸水冲泡，加盖，闷10分钟即可饮用。

【用法】冲泡饮用，每日2次。

【功效】解毒化瘀，活血消脂。适宜于各种类型的脂肪肝。

◎丹参黄精茶

【配料】丹参15克，黄精15克，陈皮5克，蜂蜜15克。

【制法】

（1）将陈皮洗净，切碎，备用。将丹参、黄精洗净后分别切成片，放入砂锅，加水适量。

（2）用大火煮沸，调入陈皮碎末，改用小火煨煮25分钟，用洁净纱布过滤取汁，回入锅中，用小火煮沸。停火，趁温热调入蜂蜜，拌匀即成。

【用法】早晚分服。

【功效】滋阴补虚，益气健脾，化瘀消脂。适宜于痰瘀交阻型脂肪肝。

小贴士

黄精别名老虎姜，为百合科黄精属多年生草本植物。春秋两季挖取肉质根茎，除去地上茎及须根，洗净，放入锅中，或蒸笼内加水蒸煮，呈现油润时取出，晾晒，边晒边搓揉至干。也可在蒸后切片、切段、晒干、烘干，即为中药材黄精。黄精既能治疗多种疾病，又是男女老少四季皆宜的保健食品。黄精分布于我国东北、华北地区和安徽、河南、浙江等省区，多生于背阴山坡、石缝、林木杂草丛中和山坡上，高50～100厘米。药理研究发现，黄精具有降血压、抑制高血糖，以及防治动脉粥样硬化与肝脂肪浸润等药理作用。据资料介绍，用黄精为主药，配以其他中药材，对治疗肺结核咯血、冠状动脉粥样硬化性心脏病（冠心病）、肺燥干咳和百日咳等有显著疗效。

◎陈皮决明茶

【配料】陈皮12克，决明子15克。

【制法】将陈皮拣去杂质，洗净后晾干或烘干，切碎，备用。将决明子洗净，敲碎，与切碎的陈皮同放入砂锅，加水浓煎2次，每次15分钟，

脂肪肝康复自我调养

过滤，合并两次滤汁，再用小火煨煮至 300 毫升即成。

【用法】代茶饮用。

【功效】燥湿化痰，清肝消脂。适宜于肝郁气滞型脂肪肝。

◎陈皮姜黄茶

【配料】陈皮 8 克，姜黄 8 克，绿茶 3 克。

【制法】将姜黄、陈皮洗净，晒干或烘干，姜黄切片，陈皮切碎，与绿茶共研为粗末，一分为二，装入棉纸袋中，封口挂线，备用。每次取 1 袋。放入杯中，用沸水冲泡，加盖闷 15 分钟即可饮用，一般每袋可连续冲泡 3～5 次。

【用法】冲茶饮，每日 2 次。

【功效】活血行气，散瘀消脂。适宜于气滞血瘀型脂肪肝。

小贴士

姜黄有利胆作用，姜黄煎剂及浸剂能增加犬的胆汁分泌，使胆汁成分恢复正常，并增加胆囊收缩，其作用弱而持久，可持续 1～2 小时。实验证实，姜黄素或其钠盐有利胆作用，静脉注射于犬，总体来看，胆盐、胆红素、胆甾醇分泌量均增加，脂肪酸成分保持恒定。

◎陈皮红花茶

【配料】陈皮 8 克，红花（干品）2 克，鲜山楂 20 克。

【制法】将红花洗净后晒干或烘干，备用。将山楂除去果柄，洗净，切成片，与红花、陈皮同放入大杯中，用沸水冲泡，加盖闷 15 分钟即可饮用。一般可连续冲泡 3～5 次。

【用法】代茶频频饮用。

【功效】消食导滞，祛瘀消脂。适宜于气滞血瘀型脂肪肝。

小贴士

　　红花可作通经药，有破血、活血、消肿止痛的作用，主治妇女月经不调。它不仅有药用价值，而且种子可以榨油，是一种重要的油料作物，瘦果含油量 34 ～ 55%。油中含谷维素 0.5%，每千克油中含 80 毫克，并有丰富的磷脂。红花种子油中含有较高的亚油酸，有降低血脂及血清胆固醇、软化和扩张动脉、防止动脉粥样硬化、增加血液循环、调节心脏的效果。红花种子油也是良好的工业和医药用油。还可作油漆、精密机件的喷漆和涂料，也是制造醇酸树脂的原料。在医药上用作抗氧化剂和维生素 A 以及维生素 D 的稳定剂。

◎陈皮青皮茶

【配料】陈皮 15 克，青皮 12 克，白糖 10 克。

【制法】将陈皮、青皮洗净，切成小块，放入容器内，然后用开水泡上，待入味，加白糖拌匀即成。

【用法】代茶饮用。

【功效】疏肝解郁，消暑顺气。适宜于肝郁气滞型脂肪肝。

小贴士

　　未成熟橘子幼果的果皮，则称为"青皮"，其功效与陈皮完全不同，青皮的功效主要表现为疏肝破气、消积化滞，主要用于肝气郁滞所引起的胸胁或乳房胀满疼痛及食积气滞所致的胃脘胀痛等。陈皮是成熟的橘皮经晒干或晾干制成的，陈得越久越好，一般放至隔年后才可以使用。陈皮隔年后挥发油含量大为减少，而黄酮类化合物含量就会相对增加，这时陈皮的药用价值才能体现出来。陈皮有理气调中、燥湿化痰的功效，可用于治疗脾胃气滞所引起的消化不良、脘腹胀满及痰湿所致的咳喘等，有较好的疗效。鲜橘皮是指吃橘子时剥下的鲜皮，鲜橘皮含挥发油较多，不具备陈皮那样的药用功效，用它泡水还可能对健康产生不利影响，因为鲜橘皮表面有农药和保鲜剂污染，这些化学制剂有损人体健康。此外，陈皮性温、辛、苦，并非人人可以饮用。有发热、口干、便秘、尿黄等症状者，不宜用陈皮泡水喝。

◎橘叶消脂茶

【配料】金橘叶（干品）50 克。

【制法】将金橘叶洗净、晾干后切碎，放入砂锅加水浸泡片刻，用中火煎煮 15 分钟，再用洁净纱布过滤，去渣，取汁放入容器中即成。

【用法】代茶饮用。

【功效】疏肝解郁，行气活血。适宜于肝郁气滞型脂肪肝。

◎绿豆菊花茶

【配料】绿豆 60 克，白菊花 10 克。

【制法】将绿豆拣去杂质，淘洗干净，备用。将白菊花放入纱布袋中，扎口，与淘洗干净的绿豆同入砂锅，加足量水。浸泡片刻后用大火煮沸，改用小火煨煮 1 小时，待绿豆酥烂，取出菊花纱布袋即成。

【用法】代茶饮用。

【功效】清热解毒，清暑消脂。适宜于肝经湿热型脂肪肝。

小贴士

　　泡饮菊花茶时，最好用透明的玻璃杯，每次放上四五粒，再用沸水冲泡即可。若是饮用的人多，可用透明的茶壶，每次放一小把，冲入沸水泡 2～3 分钟，再把茶水倒入每个人的透明玻璃杯中即可。饮菊花茶时可在茶杯中放入几颗冰糖，这样喝起来味更甘。菊花茶对口干、火旺、目涩，或由风、寒、湿引起的肢体疼痛、麻木的疾病均有一定的疗效。健康人也可饮用。每次喝时，不要一次喝完，要留下三分之一杯的茶水，再加上新茶水，泡上片刻，而后再喝。由于菊花茶的药效，它普遍被人们喜爱。现代科学已能提取菊花中的有效成分，制成菊花晶、菊花可乐等饮品，让喜爱快捷省时的人饮用起来更为方便。菊花茶是老少皆宜的茶饮品。

◎绿豆大黄茶

【配料】绿豆 100 克，生大黄 6 克，蜂蜜 20 克。

【制法】将绿豆洗净，放入砂锅，加清水适量，浸泡 25 分钟，待用。将生大黄洗净，切片，加水煎约 15 分钟，取汁 100 毫升，备用。将浸泡了绿豆的砂锅置火上，大火煮沸，改用小火煨煮 1 小时，待绿豆酥烂，离火，将生大黄汁与蜂蜜兑入绿豆汤中，拌和均匀即成。

【用法】代茶饮用。

【功效】清热解毒，散瘀通便，活血消脂。适宜于气滞血瘀型脂肪肝。

◎大黄消脂茶

【配料】制大黄 3 克，蜂蜜 25 克。

【制法】将制大黄洗净，晒干或烘干，研成极细末，备用。每次取 1 克倒入大杯中，用沸水冲泡，加盖，闷 15 分钟，兑入 10 克蜂蜜，拌和均匀即可。

【用法】代茶饮用。

【功效】祛瘀消脂。适宜于气滞血瘀型脂肪肝。

◎决明消脂茶

【配料】炒决明子40克。

【制法】将炒决明子放入有盖杯中，用沸水冲泡，加盖闷15分钟即可饮服，一般可冲泡3～5次。

【用法】代茶饮用。

【功效】清肝消脂，明目润肠。适宜于肝经湿热型脂肪肝。

◎金橘萝卜茶

【配料】金橘5个，萝卜1/2个，蜂蜜20克。

【制法】将金橘洗净后去子，捣烂。萝卜洗净，切丝榨汁。将金橘泥、萝卜汁混匀，放入蜂蜜调匀。

【用法】代茶饮用。

【功效】顺气和胃，消脂、护肝。适宜于肝郁气滞型脂肪肝。

◎三七消脂茶

【配料】三七5克，绿茶3克。

【制法】将三七洗净，晒干或烘干，切成饮片或研末。三七与绿茶同放入杯中，用沸水冲泡，加盖闷15分钟即可饮用。一般可连续冲泡3～5次。

【用法】代茶饮用。

【功效】活血化瘀，抗脂肪肝。适宜于气滞血瘀型脂肪肝。

◎银杏消脂茶

【配料】银杏叶15克，花生叶10克。

【制法】

（1）将花生叶、银杏叶拣去杂质，晒干或烘干，共研成粗末，一分为四，分装棉纸袋中，封口挂线，备用。

（2）每次取 1 袋放入杯中，用沸水冲泡，加盖闷 15 分钟即可饮用。

【用法】代茶饮用。

【功效】滋阴补肾，解毒消脂。适宜于肝肾阴虚型脂肪肝。

◎枸杞女贞茶

【配料】枸杞子 15 克，女贞子 15 克。

【制法】将枸杞子、女贞子洗净，晒干或烘干，装入纱布袋，扎口后放入大杯中。用沸水冲泡，加盖闷 15 分钟即可饮用，一般可连续冲泡 3～5 次。

【用法】每日 1 剂，代茶饮用。

【功效】滋补肝肾，散瘀消脂。适宜于肝肾阴虚型脂肪肝。

◎虫草银杏茶

【配料】冬虫夏草 8 克，银杏叶 12 克。

【制法】将银杏叶洗净，晒干或烘干，研成粗粉，与虫草粉充分混合均匀，一分为二，装入棉纸袋中，封口挂线，备用。每次取 1 袋，放入杯中，用沸水冲泡，加盖闷 15 分钟即可饮服，一般每袋可连续冲泡 3～5 次。

【用法】代茶饮用。

【功效】益肾滋阴，化痰定喘，消脂养心。适宜于肝肾阴虚型脂肪肝。

◎丹参山楂茶

【配料】丹参 12 克，山楂 12 克。

【制法】将丹参、山楂洗净、晒干或烘干，研成粗末，充分混匀后一分为二，装入绵纸袋中，封口挂线，备用。每次 1 袋，放入杯中，用沸水冲泡，加盖，闷 15 分钟，即可饮用，一般每袋可连续冲泡 3～5 次。

【用法】代茶饮用。

【功效】活血化瘀，护肝消脂。适宜于气滞血瘀型脂肪肝。

◎香菇蒲黄茶

【配料】香菇 15 克，蒲黄粉 8 克，绿茶 10 克。

【制法】将香菇洗净后与绿茶同放入砂锅，加适量水浸泡30分钟，视浸泡程度可再加清水若干。大火煮沸，改用小火煨煮15分钟，调入蒲黄粉，拌匀，取出香菇（另用），用洁净纱布过滤，去渣，取汁即成。

【用法】代茶饮用。

【功效】益气补虚，散瘀消脂。适宜于气滞血瘀型脂肪肝。

◎泽泻乌龙茶

【配料】泽泻12克，乌龙茶3克。

【制法】将泽泻加水煮沸15分钟，取药汁冲泡乌龙茶，即成。一般可冲泡3～5次。

【用法】每日1剂，代茶饮用。

【功效】护肝消脂，利湿减肥。适宜于痰湿内阻型脂肪肝，对脂肪肝伴有肥胖症者尤为适宜。

小贴士

我们经常可以听到饮用乌龙茶能够溶解脂肪的说法。尤其是吃太多油腻食物后，饮乌龙茶能够分解油脂，那么这种说法是否正确呢？人的脂肪细胞中，未被消耗的能量，被当作中性脂肪来储存，以便运动时作为能源使用。当人体需要时，中性脂肪在类蛋白脂肪酶等作用下，被分解成必要的能源。饮用乌龙茶可以提升类蛋白脂肪酶的功能。也就是说，并非乌龙茶本身能溶解脂肪，而是它可以提高分解脂肪的酵素，所以饮用乌龙茶后，脂肪代谢量也相对地提高了，从而起到了减肥瘦身的功效。

◎泽泻虎杖茶

【配料】泽泻10克，虎杖10克，红枣10枚，蜂蜜20克。

【制法】将红枣用温水浸泡 25 分钟，去核后连浸泡水同入大碗中，备用。将泽泻、虎杖洗净后入锅，煎煮 2 次，每次 25 分钟。合并 2 次滤汁，回入砂锅，加入红枣及其浸泡液，用小火煨煮 15 分钟，调节煎液至 300 毫升，兑入蜂蜜，拌匀即成。

【用法】每日 1 剂，代茶饮用。

【功效】化痰除湿，清热消脂。适宜于痰湿内阻型脂肪肝。

◎玉米红糖茶

【配料】嫩玉米 120 克，牛奶 200 克，红糖 20 克。

【制法】将鲜嫩玉米洗净，装入研磨容器中，捣烂呈泥糊状，放入砂锅。加水适量，中火煨煮25分钟，用洁净纱布过滤，将滤汁盛入锅中，兑入牛奶，加红糖拌匀，用小火煨煮至沸即成。

【用法】每日 1 剂，代茶饮用。

【功效】健脾调中，补虚消脂。适宜于脾气虚弱型脂肪肝。

22　治疗脂肪肝的降脂粥

药粥是药物与食物相结合的一种独特的疗法。药物与米谷配伍，同煮为粥，相需相使，相辅相成，能收到药物与米谷的双重效应。例如，干姜是用于温胃散寒的药物，但无补肾之效；粳米可以健脾益气，却无温胃散寒之力，倘若干姜和粳米同煮成粥，则具有温补脾胃的双重功效，是治疗脾胃虚寒的食疗良方。再如苁蓉羊肉粥，方中苁蓉为补肾壮阳的中药，羊肉是温补脾肾的食物，同粳米煮成稀粥，不仅可以增强温补肾阳的作用，还能收到温脾暖胃的效果。由此可见药粥结合是防治疾病、强身健体、养生保健的一种重要方法。药粥疗法简单易学，不受任何条件限制，不需要掌握高深的理论，只要通过实践，即可掌握。药粥疗法能将平时治疗寓于美食之中，长期坚持能达到其他疗法达不到的治

脂肪肝康复自我调养

疗效果。

◎红花红枣粥

【配料】红花5克，红枣10枚，红糖12克，粳米100克。

【制法】将红花拣去杂质，洗净，放纱布袋中，扎紧袋口，备用。将红枣洗净，用温开水浸泡片刻，放入碗中待用。将粳米淘洗干净，放入砂锅，加水适量，大火煮沸后放入红花药袋及红枣，改用小火煨煮25分钟，取出药袋，继续用小火煨煮至粳米酥烂、粥黏稠，调入红糖，拌匀即成。

【用法】每日2次，饭前食用。

【功效】补血益气，健脾消脂。适宜于气滞血瘀型脂肪肝。

小贴士

粳米俗称大米，是由稻子的籽实脱壳而成的。粳米是中国人的主食之一，无论是家庭用餐还是去餐馆，米饭都必不可少。粳米味甘淡，性平和，每日食用，百吃不厌，是天下第一补人之物，南方人更是以其为主食，经常食用。粳米熬成粥具有补脾、和胃、清肺的功效，有益气、养阴、润燥的功能。性味甘平，能刺激胃液的分泌，有助于消化。但糖尿病患者不宜多食，因为粳米含有丰富的糖类，多食可以升高血糖，加重糖尿病患者的病情。另外不宜用已霉变的粳米熬粥，霉变的粳米熬成的粥，易引起胃肠道炎性病变，出现腹痛、恶心、腹泻等症状。

◎大黄红枣粥

【配料】大黄8克，粳米100克，红枣10枚。

【制法】将大黄洗净，切成片，晒干或烘干，研成极细末，备用。红枣洗净后用温水浸泡片刻，待用。将粳米淘洗干净，放入砂锅，加水适量，

122

先用大火煮沸，倒入浸泡的红枣，继续用小火煨煮至粳米酥烂，粥黏稠时，调入大黄细末，拌匀，煨煮至沸即成。

【用法】每日2次，饭前食用。

【功效】清肠祛瘀，减肥消脂。适用于气滞血瘀型脂肪肝。

◎银杏叶消脂粥

【配料】银杏叶30～50克，粳米100克。

【制法】将银杏叶洗净，放入纱布袋，与淘洗干净的粳米一同放入砂锅，加适量清水。先用大火煮沸，再改用小火煨煮25分钟，取出药袋，继续用小火煨煮至粳米酥烂、粥稠黏时即成。

【用法】每日2次，饭前食用。

【功效】化瘀消脂、益肾减肥。适宜于气滞血瘀型脂肪肝。

小贴士

气滞血瘀是指气滞和血瘀同时存在的病理状态。其病变机理：一般多由气的运行不畅，引起血液的运行瘀滞，是先有气滞，由气滞而导致血瘀；也可由离经之血等瘀血阻滞，影响气的运行，即先有瘀血，由瘀血导致气滞；也可因闪挫等损伤致气滞与血瘀同时形成。气滞血瘀型脂肪肝临床表现为胸胁胀闷，走窜疼痛，急躁易怒，胁下痞块刺痛拒按，舌紫暗或见瘀点瘀斑，脉沉涩。

◎三七山楂粥

【配料】三七5克，山楂（连核）25克，粳米100克。

【制法】将三七洗净，晒干或烘干，研成极细末，备用。将山楂洗净，切成薄片。将粳米淘洗干净，放入砂锅，加水适量，先用大火煮沸，加入山楂片，改用小火共煨至粳米酥烂、粥黏稠时调入三七细末，拌和均匀即成。

【用法】每日2次，空腹食用。

【功效】活血消脂，滋肾养肝。适宜于气滞血瘀型脂肪肝。

◎绿豆陈皮粥

【配料】绿豆50克，陈皮5克，粳米100克，红枣10枚。

【制法】将红枣洗净后放入砂锅，加清水适量，浸泡15分钟。将陈皮洗净，晒干或烘干，研成细末，备用。将绿豆、粳米拣去杂质，淘洗干净后放入浸泡了红枣的砂锅中，再加清水适量，大火煮沸，改用小火煨煮1小时，待绿豆、粳米酥烂，调入陈皮细末，拌和均匀即成。

【用法】每日2次，饭前食用。

【功效】除湿消脂。适宜于肝经湿热型脂肪肝。

◎陈皮枸杞粥

【配料】陈皮12克，枸杞子12克，粳米100克。

【制法】将陈皮洗净、晒干或烘干，研成细末，备用。将枸杞子、粳米分别淘洗干净，同放入砂锅，加水适量。大火煮沸后，改用小火煨煮25分钟，待粳米酥烂、粥将成时，调入陈皮细末，拌和均匀，再用小火煨煮至沸即成。

【用法】每日2次，饭前食用。

【功效】理气解郁，补肾消脂。适宜于肝郁气滞型脂肪肝。

◎人参枸杞粥

【配料】人参5克，枸杞子20克，粳米100克。

【制法】将生晒参晒干或烘干，研成极细末，备用。将粳米和枸杞子淘洗干净，放入砂锅，加水适量，先用大火煮沸，再改用小火煨煮25分钟，待粳米酥烂、粥将成时调入人参细末，拌和均匀即成。

【用法】每日2次，饭前食用。

【功效】补气消脂。适宜于气阴两虚型脂肪肝。

◎首乌芹菜粥

【配料】制何首乌 25 克，芹菜 120 克，瘦肉末 50 克，粳米 100 克，精盐、味精各适量。

【制法】将制何首乌洗净，切片，晒干或烘干，研成细末，备用。将芹菜洗净，取其叶柄及茎，切成碎细末，待用。将粳米淘洗干净，放入砂锅，加水适量，大火煮沸，加瘦肉末后烹入料酒，改用小火煨煮 25 ～ 35 分钟，调入芹菜碎末及制何首乌末，拌和均匀，继续用小火煨煮 15 分钟，粥成时加精盐、味精适量，拌匀即成。

【用法】每日 2 次，饭前食用。

【功效】滋养肝肾，清热消脂。适宜于肝肾阴型脂肪肝。

◎海带豆粉粥

【配料】海带 25 克，黑豆粉 30 克，红枣 12 枚。

【制法】将海带放入水中浸泡 6 ～ 8 小时，捞出，洗净，切成小片状，备用。将红枣洗净，放入砂锅，加水适量，煎煮 25 分钟，加海带片、黑豆粉，拌和均匀，改用小火煨煮 10 分钟即成。

【用法】每日 2 次，饭前食用。

【功效】滋补肝肾，祛瘀消脂。适宜于肝肾阴虚型脂肪肝。

◎首乌粳米粥

【配料】制何首乌 50 克，粳米 100 克，红糖 10 克。

【制法】将制何首乌洗净，切成片，晒干或烘干，研成细粉（亦可直接从中药店购买），备用。将粳米淘洗干净，放入砂锅，加水适量，大火煮沸后改用小火煨煮 25 分钟，调入制何首乌粉，拌和均匀，继续用小火煨煮至粳米酥烂，粥黏稠时调入红糖，搅匀即成。

【用法】每日 2 次，饭前食用。

【功效】补益肝肾，滋阴消脂。适宜于肝肾阴虚型脂肪肝。

◎虫草蜂蜜粥

【配料】冬虫夏草 12 克，粳米 100 克，蜂蜜 10 克。

【制法】将冬虫夏草洗净，晒干或烘干，研成极细末，备用。将粳米淘洗干净，放入砂锅，加水适量，大火煮沸后，改用小火煨煮至粳米酥烂、粥黏稠时，调入虫草细末，拌和均匀，再以小火煨煮至沸，离火，放入蜂蜜，调匀即成。

【用法】每日 2 次，饭前食用。

【功效】补益肝肾，减肥消脂。适宜于肝肾阴虚型脂肪肝。

◎蒲黄沙苑粥

【配料】蒲黄 12 克，沙苑子 12 克，粳米 100 克。

【制法】将沙苑子拣去杂质，淘洗干净，晾干后与蒲黄同放入棉纸袋中，封口挂线，备用。将粳米淘洗干净，放入砂锅，加水适量，大火煮沸，放入药袋，线搭锅边，改用小火煨煮 25 分钟，提出药袋，继续小心煨煮至粳米酥烂黏稠即成。

【用法】每日 2 次，饭前食用。

【功效】清化湿热，活血消脂。适宜于肝经湿热型脂肪肝。

小贴士

　　沙苑子，为多年生豆科草本植物扁茎黄芪的成熟种子，又名潼蒺藜、沙苑蒺藜。味甘性温，入肝、肾经。含蛋白质、脂肪、碳水化合物、维生素 A、维生素 C、维生素 E 及铁、镁、磷、锌、锰、硒等微量元素、鞣质等。主要功用为温补肝肾、固精、缩尿、明目等。古人认为，沙苑子可升，可降，可散，可补，补肝明目，补肾益精。中医现代研究认为沙苑子性温而柔润，补肾壮阳，补先天之不足，益肝明目，治后天之所伤，是一味平补阴阳的药物。现代药理学研究证明，沙苑子具有抗利尿作用和收缩子宫作用，其所含微量元素锌和硒，能促进生长发育，延缓衰老。尤其是硒，能增强人体的免疫力，有健美、强身、增强人体抗病能力作用，还有抗衰老、抗癌作用，从而揭示了沙苑子神奇疗效的奥秘。

◎齿苋蒲黄粥

【配料】鲜马齿苋 150 克，蒲黄粉 10 克，粳米 100 克。

【制法】将鲜马齿苋拣去杂质，洗净，切碎后盛入碗中，备用。将粳米淘洗干净，放入砂锅，加水适量，大火煮沸后，改用小火煨煮 25 分钟，加切碎的鲜马齿苋，拌和均匀，继续煨煮至粳米烂，待粥将成时调入蒲黄粉，再煮至沸即成。

【用法】每日 2 次，饭前食用。

【功效】清热解毒，散瘀消脂。适宜于肝经湿热型脂肪肝。

◎芹菜粳米粥

【配料】芹菜 80 克，粳米 100 克。

【制法】将芹菜洗净切碎，与淘洗干净的粳米一同入锅，加适量清水，用旺火烧一下后转用小火熬煮成稀粥。

【用法】早晚分食。

【功效】清热平肝，降压消脂。适宜于肝经湿热型脂肪肝。

◎银鱼消脂粥

【配料】银鱼干 50 克，粳米 100 克。

【制法】将银鱼干拣去杂质、洗净，晒干或烘干，研成粗末状，备用。将粳米淘洗干净，放入砂锅，加水适量，大火煮沸，改用小火煨煮 25 分钟，调入银鱼粗末，拌和均匀，小火煨煮至粳米酥烂即成。

【用法】每日 2 次，饭前食用。

【功效】滋阴补虚，通脉消脂。适宜于肝肾阴虚型脂肪肝。

小贴士

  银鱼古名"脍残鱼"，是鱼类中较小的一种。体形细长，银白光滑，晾干后质地雪白透明，因而得名。银鱼肉质细嫩，味道鲜美，含有丰富的蛋白质，营养价值很高，是人们喜爱的佳肴，堪称河鲜之首。银鱼的药用价值也很高，无论风干的还是新鲜的，都具有益脾、润肺、补肾、增阳、去虚、补益等功能，是上等滋养补品。由于银鱼通体无鳞，一直作为整体性食物应用（即内脏、头、翅均不去掉，整体食用），而整体性食物目前作为一种天然的"长寿食品"为国际营养学所公认。银鱼食用愈小愈佳，故李时珍云："大者四、五寸，身圆如筋，洁白如银……优重小者，爆干以货四方。"经测定，愈小所含的氨基酸愈丰富，目前已知每百克干品中含赖氨酸 4820 毫克、蛋氨酸 2308 毫克、苏氨酸 3352 毫克、异亮氨酸 4176 毫克，比带鱼、黄鱼等均高。

◎绞股蓝消脂粥

【配料】绞股蓝 15 克，粳米 100 克。

【制法】将绞股蓝拣去杂质，洗净，放入药袋，扎口备用。将粳米淘净后放入砂锅，加水适量，先用大火煮沸，加入绞股蓝药袋，继续用小火煨煮 25 分钟，取出药袋，再用小火煨煮至粳米酥烂即成。

【用法】每日 2 次，饭前食用。

【功效】益气补脾，化痰消脂。适用于脾气虚弱型脂肪肝。

◎牛奶红枣粥

【配料】鲜牛奶 200 毫升，红枣 20 枚，粳米 100 克。

【制法】将红枣用温水浸泡 25 分钟，洗净，去核，备用。将粳米淘洗干净，放入砂锅，加水适量，大火煮沸，加入浸泡的红枣，改用小火煨煮至粳米酥烂、将成粥时兑入鲜牛奶，继续用小火煨煮至沸即成。

【用法】每日 2 次，饭前食用。

【功效】补虚益气，活血消脂。适用于脾气虚弱型脂肪肝。

◎螺旋藻消脂粥

【配料】螺旋藻粉（市场有售）10 克，粳米 100 克。

【制法】将粳米淘洗干净，放入砂锅，加水适量。大火煮沸后改用小火煨煮 25 分钟，待粳米酥烂、粥稠时，调入螺旋藻粉，拌匀即成。

【用法】每日 2 次，饭前食用。

【功效】消脂降糖，健脾减肥。适用于脾气虚弱型脂肪肝。

◎人参黄精粥

【配料】生晒参 3 克，黄精 10 克，白扁豆 20 克，粳米 100 克。

【制法】将生晒参、黄精、白扁豆洗净，同入锅中，加水煎煮 25 分钟，再投入淘净的粳米，大火煮沸后，改用小火煨煮成稠粥。

【用法】每日 2 次，饭前食用。

【功效】益气健脾，祛脂化湿。适用于脾气虚弱型脂肪肝。

小贴士

白扁豆为豆科一年生缠绕草本植物扁豆的成熟种子。扁豆原产印度、印度尼西亚等热带地区，约在汉晋年间引入我国。秋、冬二季采收成熟果实，晒干，取出种子，再晒干。扁豆的营养成分相当丰富，包括蛋白质、脂肪、糖类、钙、磷、铁、食物纤维、维生素A、

B族维生素、酪氨酸酶等。扁豆衣的维生素B含量特别丰富；扁豆含有对病毒的抑制成分，这种活性成分在水溶性的高分子和低分子部分都有，这种成分能有效地抑制病毒的生长；扁豆中所含的淀粉酶抑制物在体内有降低血糖的作用；扁豆含有多种微量元素，刺激骨髓造血组织，减少粒细胞的破坏，提高造血功能，对白细胞减少症有效；扁豆中的植物血细胞凝集素能使癌细胞发生凝集反应，肿瘤细胞表面发生结构变化，从而发挥细胞毒的作用，并可促进淋巴细胞的转化，增强对肿瘤的免疫能力，抑制肿瘤的生长，起到防癌抗癌的效果。

◎玉米山楂粥

【配料】玉米50克，山楂15克，红枣8枚，粳米100克，红糖20克。

【制法】将玉米拣去杂质，洗净，用冷开水泡发，研成玉米浆粉备用。将粳米淘洗干净，放入砂锅，加水适量，浸泡20分钟，与洗净的红枣一起用中火煮沸，调入玉米浆粉，拌和均匀，改用小火煨煮1小时，待粳米酥烂、粥黏稠时，调入捣烂的山楂片，继续用小心煨煮至沸，拌入红糖即成。

【用法】每日2次，饭前食用。

【功效】健脾开胃，补虚消脂。适用于脾气虚弱型脂肪肝。

◎泽泻山楂粥

【配料】泽泻10克，山楂20克，粳米100克，红糖10克。

【制法】将泽泻、山楂分别拣去杂质，洗净后一同放入砂锅，加水煎煮35分钟，过滤，取汁。将粳米淘洗干净，入锅后加水煨煮至粳米酥烂、粥黏稠时，兑入泽泻山楂煎汁，加入红糖，用小火煨煮至沸即成。

【用法】每日 2 次，饭前食用。

【功效】消食导滞，化瘀消脂。适宜于痰湿型脂肪肝。

23　治疗脂肪肝的消脂汤、羹

在我国大部分地区都有喝汤、羹的习惯，不同的是有的饭前喝，有的饭后喝。汤、羹是以肉、蛋、奶、海味品等原料为主，加入药物熬煮成较浓稠的汤液。这种汤、羹是具有特殊疗效的食品，它既有药物汤剂的优点，又无损伤脾胃之弊端，还能补益气血，扶脾益胃。汤、羹质地稀软，糜烂，加工时间长，水分多，有利于药物在体内的吸收。汤、羹基本属于同一种烹调方法，区别在于汤大多不勾芡，而羹大多勾芡。但用于调养脂肪肝的汤、羹又不同于一般的汤羹，需要根据患者的症状，依据药物的性能特点进行配方，并依据汤、羹的配料特点灵活操作。以下是为脂肪肝患者提供的汤、羹常用方，在使用前最好先与自己的病证对照，以提高疗效。经过多年的观察，此类汤、羹方适用于绝大多数的脂肪肝患者。

◎首乌鲤鱼汤

【配料】制何首乌 25 克，活鲤鱼 1 条（约 500 克），精盐、味精、五香粉、葱花、姜末、料酒、麻油各适量。

【制法】将制何首乌洗净，切成薄片，备用。将活鲤鱼宰杀，除去鳃及内脏，洗净后将首乌薄片塞入腹中，放入煮沸的汤锅中。用大火再煮至沸。烹入料酒，并加葱花、姜末，改用小火煨煮 20 ～ 30 分钟，待鲤鱼肉熟烂时，加入精盐、味精、五香粉各少许，拌和均匀，淋入麻油即成。

【用法】佐餐当汤，空腹服食。

【功效】补益肝肾，利水消脂。适宜于肝肾阴虚型脂肪肝。

小贴士

　　鲤鱼体呈纺锤形，口位于头部前端，口旁有须两对，体色青黄，尾鳍下叶红色，背鳍、臀鳍都有硬刺，最后一根刺的后缘有锯齿。鲤鱼栖息在水域的底层，杂食性，生长迅速，当年可长到250克以上，能耐受各种不良环境条件。鲤鱼品种很多，有全身呈红色的红鲤，体无鲤片的革鲤、荷包鲤及团鲤、塘鲤等，特别是黄河鲤鱼，是中国四大名鱼之一，肉质细嫩肥美。历代医家都将鲤鱼作为食疗佳品，它主治黄疸、水肿、下水气、利小便，尤其是可用于肾病、心脏病、肝硬化腹水、小便不利、全身水肿的辅助食疗。有益气健脾，利尿消肿，清热解毒，滋养开胃，下气涤饮，止咳嗽，通下乳等功效。

◎齿苋红枣汤

【配料】马齿苋200克，绿豆120克，红枣10枚。

【制法】将马齿苋洗净，切成3厘米长的小段，备用。绿豆、红枣分别拣去杂质，淘洗干净，放入砂锅，加足量水，浸泡20～30分钟后，用大火煮沸，改用小火煨煮1小时，加入马齿苋段，继续用火煨煮至绿豆酥烂即成。

【用法】佐餐当汤，空腹服食。

【功效】清热化湿，散瘀消脂。适宜于肝经湿热型脂肪肝。

◎荷叶山楂汤

【配料】鲜荷叶半张，山楂20克，蒲黄粉12克。

【制法】将鲜荷叶、山楂分别洗净，荷叶撕碎，山楂切片，同入砂锅，加水适量。大火煮沸，改用小火煨煮15～20分钟，调入蒲黄粉，拌和均匀，继续用小火煨煮至沸即成。

【用法】佐餐当汤，空腹服食。

【功效】清热利湿，散瘀消脂。适宜于肝经湿热型脂肪肝。

◎荷叶陈皮汤

【配料】鲜荷叶半张，陈皮 15 克，蒲黄粉 12 克。

【制法】将鲜荷叶、陈皮分别拣去杂质，洗净。将鲜荷叶撕碎后与陈皮同入砂锅，加水适量。大火煮沸，改用小火煨煮 15 分钟，调入蒲黄粉，拌和均匀，继续用小火煨煮至沸即成。

【用法】佐餐当汤，空腹服食。

【功效】行气利湿，散瘀消脂。适用于痰湿内阻型脂肪肝。

◎牡蛎冬瓜汤

【配料】牡蛎 25 克，冬瓜 250 克，虾皮 10 克，精盐、味精、植物油、麻油各适量。

【制法】将牡蛎洗净后切片，备用。虾皮用温开水浸泡放入锅中，待用。将冬瓜去瓤、子，切去外皮，洗净后剖切成块，待用。烧锅置火上，加植物油烧至六成热，加入冬瓜块煸炒片刻，再加入虾皮、牡蛎片及清水适量，大火煮沸，改用小火煨煮 20～30 分钟。加适量精盐、味精，拌匀，再煮至沸，淋入麻油即成。

【用法】佐餐当汤，空腹服食。

【功效】利水消肿，祛脂减肥。适宜于肝经湿热型脂肪肝。

小贴士

　　牡蛎又名蚝，海蛎子。古时有人认为牡蛎是由海气化成的，纯雄无雌，故称为“牡”。牡蛎的贝壳自古列为药用，其肉味鲜美，生食熟食均可，也可加工成蚝豉、蚝油和罐头制品。欧洲人称牡蛎是“海洋的玛娜”（即上帝赐予的珍贵之物）“海洋的牛奶”，古

脂肪肝康复自我调养

> 罗马人把它誉为"海上美味圣鱼"，日本人则称其为"根之源""海洋之超米"，它是唯一能够生吃的贝类。中医自古将牡蛎壳（一般简称牡蛎），作为一种潜阳固涩、软坚散结的药物，用于肝阴不足、肝阳上亢的头目眩晕、心悸失眠、烦躁不安、耳鸣，以及自汗盗汗、遗精崩带、胃痛泛酸、瘰疬痰核、症瘕痞块等。

◎海带冬瓜汤

【配料】海带30克，冬瓜200克，虾皮15克，香菇15克，精盐、味精、麻油、精制油各适量。

【制法】

(1)将海带用冷水浸泡1小时(其间可换水数次)，洗净后切成菱形片，备用。虾皮、香菇分别用温开水浸泡，香菇切成两半，与虾皮一同放入碗中，待用。

(2)将冬瓜去子，切去外皮，洗净后剖切成冬瓜块，待用。烧锅置火上，加精制油烧至六成热，加入冬瓜块煸炒片刻，再加入虾皮、香菇、海带菱形片及清水（或清汤）适量。

(3)大火煮沸，改用小火煨煮10～15分钟，加精盐、味精，拌匀，再煮至沸，淋入麻油即成。

【用法】佐餐当汤，饭前服食。

【功效】利水去湿，祛脂减肥。适宜于痰湿内阻型脂肪肝。

◎黑豆山楂汤

【配料】黑大豆50克，山楂30克，枸杞子30克，红糖20克。

【制法】将山楂、枸杞子洗净，山楂去核切碎。将此两者与洗净的黑大豆同入砂锅，加足量水，浸泡1小时。待黑大豆泡透，用大火煮沸，改用小火煨煮 1 小时，待黑大豆酥烂，加红糖拌匀即成。

【用法】佐餐当汤，饭前服食。

【功效】滋补肝肾，消食消脂。适用于肝肾阴虚型脂肪肝。

小贴士

中医历来认为黑豆为肾之谷，入肾具有健脾利水、消肿下气、滋肾阴、润肺燥、制风热而活血解毒、止盗汗、乌发黑发及延年益寿的功能。因此，黑豆一直被人们视为药食两用的佳品。黑豆中蛋白质的含量是牛肉、鸡肉、猪肉的 2 倍多，是牛奶的 12 倍。蛋白质含量不仅高，而且质量好。黑豆蛋白质的氨基酸组成和动物蛋白相似，其赖氨酸丰富并接近人体需要的比例，因此容易消化吸收。黑豆脂肪含有较多的不饱和脂肪酸，熔点低，易于消化吸收，不会沉积在血管壁上。其最大特点是含有植物固醇，植物固醇不但易被人体吸收，而且能抑制胆固醇的吸收。因此，黑豆对于脂肪肝患者来说，是一种理想的保健品。

◎木耳红枣汤

【配料】黑木耳 50 克，红枣 10 枚，红糖 20 克。

【制法】将木耳拣去杂质，用温水泡发，洗净，放入砂锅，加洗净的红枣及清水。大火煮沸，改用小火煨煮 1 小时，待黑木耳、红枣酥烂成糊状时，将枣核夹出，加红糖，拌和均匀，再煨煮至沸即成。

【用法】佐餐当汤，饭前服食。

【功效】益气补血，散瘀消脂。适宜于脾气虚弱型脂肪肝。

◎蘑菇萝卜羹

【配料】蘑菇 120 克，白萝卜 500 克，精盐 1 克，味精 1.5 克，湿淀粉、麻油各 15 克，鲜汤 200 克。

【制法】将白萝卜洗净，切成 2.5 厘米长的条，放入锅中加清水烧沸，煮软后捞出。炒锅上火，加入蘑菇、白萝卜条、精盐、味精、鲜汤烧至入味，再用湿淀粉勾芡，起锅时淋上麻油，装入汤盘即成。

【用法】佐餐当汤，饭前服食。

【功效】补中行气，清热消脂。适宜于肝经湿热型脂肪肝。

◎绿豆蒲黄羹

【配料】绿豆粉 100 克，牛奶 200 毫升，蒲黄 10 克。

【制法】将绿豆粉用清水调成稀糊状，放入锅中，中火煨煮，边煮边调，使成绿豆羹糊状。兑入牛奶，并加蒲黄，改用小火煨煮成稀糊状，用湿淀粉勾兑成羹即成。

【用法】佐餐当汤，饭前服食。

【功效】消热，散瘀，消脂。适宜于各种类型的脂肪肝。

◎番茄山楂羹

【配料】番茄 250 克，山楂 25 克，陈皮 10 克。

【制法】将山楂、陈皮分别洗净，山楂切成片（去核），陈皮切碎，同放入碗中，备用。将成熟的番茄放入温水中浸泡片刻，反复洗净，连皮切碎，剁成番茄糊，待用。砂锅中加清水适量，放入山楂、陈皮，中火煨 20 分钟，加番茄糊，拌匀，改用小火煨煮 10 分钟，以湿淀粉勾兑成羹即成。

【用法】佐餐当汤，饭前服食。

【功效】消食，散瘀，降脂。适宜于痰瘀交阻型脂肪肝。

◎苹果山楂羹

【配料】苹果 1 个，生山楂 25 克，制何首乌 20 克。

【制法】将带皮苹果反复洗净，连皮切碎，放入搅拌机中，搅打 1 分钟，成为苹果浆汁，备用。将生山楂、制何首乌拣去杂质，洗净，切片，晒干或烘干，研成细末，放入砂锅，加入清水适量，拌匀。大火煮沸，改用小火煨煮成稀糊状，调入苹果浆汁，煨煮 5 分钟，用湿淀粉勾芡成羹即成。

【用法】佐餐当汤，饭前服食。

【功效】滋阴养血，消食降脂。适宜于肝肾阴虚型脂肪肝。

◎山楂核桃羹

【配料】山楂 30 克，核桃仁 30 克，黑芝麻 30 克，红糖 20 克。

【制法】将黑芝麻拣净，入铁锅，微火炒香，待用。将核桃仁洗净，晒干或烘干。将山楂洗净，去核切片后晒干或烘干，与黑芝麻、核桃仁等拌和均匀，共研为细末，调入红糖即成。

【用法】佐餐当汤，饭前服食。服食时将其放入碗中，用温开水调匀，隔水蒸至糊状，即可食用。

【功效】滋补肝肾，活血化瘀，利湿消脂。适宜于肝肾阴虚型脂肪肝。

◎海带首乌羹

【配料】海带 50 克，首乌粉 50 克。

【制法】将海带放入米泔水中，浸泡 6～8 小时，捞出，洗去白色斑块及沙质，切成丝，晒干或烘干，研成细粉。将海带粉与生首乌粉混合均匀，再用冷开水在碗内调匀，置沸水锅内，隔水不断搅拌成糊即成。

【用法】佐餐当汤，饭前服食。

【功效】滋阴，散瘀，降脂。适宜于肝肾阴虚型脂肪肝。

◎核桃芝麻羹

【配料】核桃仁 80 克，黑芝麻 30 克，葛根粉 15 克，蜂蜜 20 克。

【制法】将核桃仁、黑芝麻分别拣去杂质，核桃仁晒干或烘干，黑芝麻微火炒香，共研为粉。锅置火上，加清水适量，大火煮沸，调入核桃仁粉、黑芝麻粉、葛根粉，改用小火煨煮，边煮边调。待羹糊将成时停火，兑入蜂蜜，拌匀即成。

【用法】佐餐当汤，饭前服食。

【功效】补益肝肾，滋阴消脂。适宜于肝肾阴虚型脂肪肝。

◎人参核桃羹

【配料】人参 5～8 克，核桃仁 20 克，鲜牛奶 200 毫升。

【制法】将人参、核桃仁拣净，用清水冲洗后切碎，放在一起捣烂并搅拌均匀，盛入瓷碗中，加清水适量。置锅内隔水蒸熟，再调入煮熟的鲜牛奶，拌和成羹即成。

【用法】佐餐当汤，饭前服食。

【功效】益气消脂。适宜于脾气虚弱型脂肪肝。

24　有益于脂肪肝防治的家常菜

脂肪肝患者菜肴宜清淡，不要习惯于炸、炒、煎等，可改用清蒸和微波炉烹制，既保留菜肴的本味，还可减少脂肪的过多摄入。管好自己的口，往往也就能管好自己的健康。一分调理，一分收获。

◎蒜头海带

【配料】大蒜头 25 克，海带 25 克，精盐、味精、红糖各适量。

【制法】将海带放入清水中浸泡 12 小时，适时换 2～3 次水，将海带漂洗干净后切成细丝，放入碗中备用。将大蒜头剥去外皮，取瓣用清水洗净、切碎，剁成大蒜泥糊，调和在海带丝中，加精盐、味精、红糖各少许，拌和均匀，淋入麻油即成。

【用法】当菜佐餐或当小菜，随餐食用，当日吃完。

【功效】顺气除风，降脂降压。主治各种类型的脂肪肝，对中老年脂肪肝伴有高血压病患者尤为适宜。

◎凉拌苜蓿

【配料】新鲜苜蓿250克，绍酒、酱油、精盐、味精、麻油各适量。

【制法】将苜蓿洗净，入沸水锅中焯一下，捞出后用冷开水冲洗一下，挤去水分后切碎，直接放入盘碗内，加绍酒、酱油、精盐、味精，并淋入麻油，拌和均匀即成。

【用法】当凉拌菜，随餐服食。

【功效】清热利湿，养血活血，降肝脂。主治各种类型的脂肪肝。

小贴士

苜蓿种类最多，多是野生的草本植物。我国产的苜蓿，主要有三种：第一是紫苜蓿，茎长约60厘米，直立，开紫花荚豆转弯曲。第二是黄苜蓿，茎不直立，匍匐地上，开黄色花，叶状如镰。这两种都产于北方各省。第三种是野苜蓿，俗名草头，又名金花菜，茎卧地，每一细茎，上有三小叶，我国长江下游有野生和栽植作为食用的。在江浙两省生产特别多，每逢上市季节，家家户户都把它当作家常蔬菜。古人吃苜蓿的记载，在群芳谱中记载尤多，简直是不胜备录。唐孟说《食疗本草》论苜蓿谓："利五脏，轻身健人。洗去脾胃间邪热气，通小肠热毒。"

◎蒜汁齿苋

【配料】新鲜马齿苋250克，大蒜头60克，红糖10克。

【制法】将大蒜头剥去外皮，掰成蒜瓣，切碎，剁成茸状，加适量温开水，压榨取大蒜汁，备用。取汁后的大蒜茸渣可作配料，待用。将马齿苋拣去杂质、洗净，入沸水锅中焯一下，待软即取出，投入凉开水过凉，捞出，沥去水分，理齐，切成段，码放碗内，在马齿苋段上撒布蒜瓣茸渣。

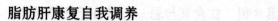

另碗放入蒜汁，加精盐、味精、麻油、红糖等，拌和成蒜汁调料，浇在马齿苋上即可。

【用法】当菜佐餐，随意服食，当日吃完。

【功效】下气消谷，散血消肿，降血脂。主治各种类型的脂肪肝。

◎番茄鱼片

【配料】番茄250克，青鱼250克，黄酒5克，精盐3克，味精1克，鲜汤50克，鸡蛋2个，湿淀粉10克，精制植物油500克（实耗约50克）。

【制法】将青鱼去鳞、内脏，洗净，去鱼皮，将鱼肉切成2.5厘米长、1.5厘米宽的鱼片，放入碗内，加精盐、黄酒、味精、鸡蛋清和湿淀粉（5克），拌匀上浆。炒锅上火，放油烧至六成热，下鱼片划油至九成熟，倒入漏勺沥油。炒锅重新上火，加油少许，投入番茄略炒，加鲜汤，炒匀即成。

【用法】当菜佐餐，随意食用。

【功效】健脾清胃，养阴润燥，降脂护肝。主治各种类型的脂肪肝。

小贴士

青鱼个体大，生长迅速，肉质肥嫩，味鲜腴美，尤以冬令最为肥壮。青鱼为"四大家鱼"之一，体长，略呈圆筒形，头部稍平扁，尾部侧扁，腹部圆，无腹棱，口端位，呈弧形，上颌稍长于下颌，无须，下咽齿一行，呈白齿状，咀嚼面光滑，无槽纹。青鱼背鳍和臀鳍无硬刺，背鳍与腹鳍相对，体背及体侧上半部青黑色，腹部灰白色，各鳍均呈灰黑色。青鱼肉性味甘平，无毒，有益气化湿、和中、截疟、养肝明目、养胃的功效，主治脚气湿痹、烦闷、疟疾、血淋等证。青鱼胆汁有毒，不宜滥服。

◎番茄荸荠

【配料】荸荠 300 克，番茄酱 20 克，面粉 100 克，干淀粉 50 克，精盐 2 克，味精 2 克，酱油 5 克，黄酒 10 克，醋 5 克，白糖 30 克，精制油 1000 克（实耗约 100 克），湿淀粉 10 克。

【制法】先将面粉、干淀粉、精盐、味精、清水放入大碗中调成糊，再将荸荠挂上糊备用。炒锅上火，放入植物油烧至六成热，逐个放入荸荠，炸至金黄色时捞出沥干，用番茄酱蘸食。

【用法】当菜佐餐，随意食用。

【功效】养阴化痰，降脂降压。主治各种类型的脂肪肝。

小贴士

荸荠俗称"马蹄"，它肉质鲜嫩，可与水果媲美。除此之外，荸荠还是一味天然良药。荸荠原产中国南部和印度。我国栽培历史悠久，分布广泛，长江以南各省均有栽培。荸荠属每年生浅水性草本植物。荸荠的叶片退休成膜状鳞片，由叶状茎代替叶片进行光合作用，我们在荸荠田里看到的就是一丛丛的叶状茎。在栽培植物群里，没有叶片的真是寥若晨星，蔬菜中大概只有两种：一种是芦笋，另一种就是荸荠。中医认为荸荠属寒性，有生津、润肺、化痰的作用，可以治疗肺热咳嗽等病证，又可补充营养，最宜用于发热患者。它还具有凉血解毒、利尿通便、化湿祛痰、消食除胀等功效。

◎番茄丝瓜

【配料】番茄 500 克，丝瓜 250 克，水发黑木耳 15 克，精制油、精盐、白糖、味精各适量。

【制法】将丝瓜去皮，洗净，切成滚刀块。黑木耳泡发后洗净。番茄洗净，用开水烫后剥皮，切成大小相等的块。炒锅上旺火，放入精制油烧热后投入切好的丝瓜、番茄翻炒几下，再放入黑木耳略炒一下，用精盐、白糖调味，烧 1～2 分钟后放味精，即可盛出。

【用法】当菜佐餐，随意食用。

【功效】降脂消食，健胃解毒。主治各种类型的脂肪肝。

◎蘑菇笋尖

【配料】鲜蘑菇 500 克，竹笋尖 100 克，黄酒、葱花、生姜末、精盐、味精、鲜汤、湿淀粉、麻油、精制油各适量。

【制法】将鲜蘑菇洗净、去根，入沸水中焯透后捞出。竹笋尖洗净，削去笋皮，入沸水中略焯后捞出，用凉水冲凉后控干水分。炒锅上中火，放入精制油烧热后下生姜末、葱花，烹入黄酒、鲜汤、精盐、味精烧沸。下鲜蘑菇、竹笋尖，烧沸后用湿淀粉勾薄芡，淋上麻油，出锅装盘即成。

【用法】当菜佐餐，随意食用。

【功效】去脂消食，防癌抗癌。主治各种类型的脂肪肝。

小贴士

料酒，就是专门用于烹饪调味的酒。料酒在我国的应用已有上千年的历史。从理论上来说，啤酒、白酒、黄酒、葡萄酒、威士忌都能作为料酒，但经过长期的实践发现，不同的料酒所烹饪出来的菜肴风味相距甚远，经过反复试验，人们发现以黄酒烹饪为最佳。

◎苜蓿豆腐

【配料】新鲜苜蓿 250 克，嫩豆腐 200 克，精盐、味精、麻油各适量。

【制法】将新鲜苜蓿拣去杂质、洗净，切成段，盛入淘箩，备用。将嫩豆腐用清水漂洗后，放入盐水中，泡 10 分钟，取出，快刀切成小方块，待用。炒锅置火上，加植物油烧至七成热，加葱花、姜末煸炒出香，放入豆腐块，煨煮片刻，轻轻翻动，烹入料酒，投入苜蓿段，加清汤或清水适量，拌和均匀，小火煨煮数分钟，加精盐、味精，淋入麻油即成。

【用法】当菜佐餐，随意服食，当日吃完。

【功效】补益脾胃，滋阴养血，补虚降脂等功效。主治各种类型的脂肪肝。

◎橘味海带

【配料】陈皮 20 克，干海带 250 克，香菜 30 克，白糖、酱油、醋、麻油、味精各适量。

【制法】将海带放进笼内，蒸 20 分钟，取出，投入热水中浸泡，充分发好，洗净泥沙，沥干切丝，将海带丝放入盘中，加入酱油、白糖、麻油、味精，拌匀。将陈皮放入开水中，换 2 次水，洗净沥干，剁末，放碗中加醋拌匀后倒入海带丝盘中，搅拌均匀，然后将洗净的香菜切段后撒在海带丝上即成。

【用法】当菜佐餐，随意食用。

【功效】健脾开胃，理气化痰。主治肝郁气滞型脂肪肝。

小贴士

海带又名海草、昆布。海带也是海岸植物中个体较大，质柔味美，营养价值和经济价值较高的一种海藻。海带是一种经济价值很高的工业原料，特别是所含的褐藻酸、甘露醇等。过去人们只是认为海带含碘量高，对因缺碘而致的甲状腺肿及克汀病有效，目前已发现海带还含有不少其他特殊的营养和药用价值。现代药理研究证实，海带有预防白血病和胃癌的功能，可以降血压、降血脂，对脂肪肝、动脉硬化有一定的治疗和预防作用。

◎陈皮牛肉

【配料】牛肉500克,陈皮100克,干红辣椒、花椒、黄酒、酱油、精盐、味精、白糖、精制油各适量。

【制法】将牛肉洗净,切片,放油锅中略炸,捞出。炒锅上火,放精制油烧热,陈皮、干红辣椒、花椒一同下锅,炸出香味,烹入黄酒和酱油,加汤,随即将牛肉和精盐、味精、白糖一同放入锅中,烧开后转用小火烧至牛肉酥烂即成。

【用法】当菜佐餐,随意食用。

【功效】理气降脂,益气补脾。主治肝郁气滞型脂肪肝,对伴有体虚者尤为适宜。

◎盐渍虎杖

【配料】虎杖嫩芽500克,精盐、红糖、醋、味精、麻油各适量。

【制法】春季挖取虎杖嫩芽,洗净,晒干,用精盐腌渍1天,取出晾干,装瓶备用。服食时,每次取30克,用冷开水浸泡回软后,切成细段,加红糖、醋、味精、麻油等调料,拌和均匀。

【用法】当小菜食用,当日吃完。

【功效】清热解毒,活血散瘀,升血降脂。主治气滞血瘀型脂肪肝。

◎陈皮豆腐

【配料】陈皮5克,豆腐干250克,干辣椒2个,酱油、白糖、生姜、黄酒、麻油、味精、花椒、精制油、葱、鲜汤各适量。

【制法】将豆腐干切丝。炒锅上火,放精制油烧热,下入豆腐干丝炸透捞出。干辣椒和陈皮也放入锅中炸后捞出,碾末。锅留底油,下入干辣椒、花椒、生姜、葱,倒入豆腐干丝,加入黄酒、酱油、白糖、味精、鲜汤,烧开后改小火焖一会儿,再改旺火收汁,撒入干辣椒陈皮末,翻炒几下,淋上麻油即成。

【用法】当菜佐餐，随意食用。

【功效】理气化痰，补脾除湿。主治痰湿内阻型脂肪肝。

◎蘑菇豆腐

【配料】鲜蘑菇 100 克，豆腐 200 克，酱油 15 克，葱花 5 克，生姜 1 克，麻油 2 克，白糖 10 克，味精 1 克，鲜汤 50 克，黄酒 2 克，湿淀粉 20 克，精制油 500 克（实耗约 50 克）。

【制法】将豆腐切成 1.5 厘米的方块，鲜蘑菇洗净切成片，葱、生姜切成末。炒锅上火放精制油，烧至六成热，将豆腐块下锅炸成金黄色捞出，控净油。原锅留少量底油，烧至七成热，下葱花、生姜末炝锅，随即放入鲜蘑菇片煸炒，再加酱油、味酒、黄酒、白糖和鲜汤，烧开后放入炸好的豆腐块，烧焖 5 分钟，用湿淀粉勾芡，淋上麻油，出锅即成。

【用法】当菜佐餐，随意食用。

【功效】补气健脾，抗脂肪肝，主治脾气虚弱型脂肪肝。

◎蘑菇腐竹

【配料】鲜蘑菇 200 克，水发腐竹 150 克，黄瓜 50 克，精盐、味精、花椒粒、精制油各适量。

【制法】将水发腐竹切成 3 厘米长的段。鲜蘑菇洗净，切成片。将水发腐竹段、鲜蘑菇片分别用沸水焯透，捞出，用凉开水过凉，沥干水，装盘。炒锅放精制油烧热，下入花椒粒炝锅，将花椒油浇在盘中菜上，略焖一会儿，加入精盐、味精搅拌均匀即成。

【用法】当菜佐餐，随意食用。

【功效】补益脾胃，清肺降脂。主治脾气虚弱型脂肪肝。

◎木耳芹菜

【配料】水发黑木耳 100 克，芹菜 250 克，精盐 2 克，味精 2 克，白糖、麻油各 5 克，胡椒粉 0.5 克。

【制法】将水发黑木耳洗净，入沸水中烫一下立即捞出，冷却后沥干装盘，芹菜洗净，切成0.5厘米长的小段，下沸水稍焯片刻，捞出后与黑木耳同装一盘。取锅1个，放入精盐、味精、白糖、麻油、胡椒粉及少量冷开水，兑成调味汁，倒入黑木耳，芹菜盘中，搅拌均匀即成。

【用法】当菜佐餐，随意食用。

【功效】清肝化湿，补虚抗癌，平肝降压。主治肝经湿热型脂肪肝。

◎蘑菇冬瓜

【配料】鲜蘑菇250克，冬瓜300克，精盐、生姜汁、湿淀粉、鸡油、鲜汤各适量。

【制法】将冬瓜洗净去皮、子，切成片。鲜蘑菇洗净，切成厚片。炒锅上火，放入鲜汤、鲜蘑菇片、冬瓜片，用旺火烧沸，撇去浮沫，投入生姜汁、精盐，改用小火烧至冬瓜片、蘑菇片熟透入味，用湿淀粉勾芡，淋入鸡油，搅拌均匀即成。

【用法】当菜佐餐，随意食用。

【功效】清肝化湿，减肥降脂。主治肝经湿热型脂肪肝。

小贴士

冬瓜形状如枕，又叫枕瓜，生产于夏季。为什么夏季所产的瓜，却取名为冬瓜呢？这是因为瓜熟之际，表面上有一层白粉状的东西，就好像是冬天所结的白霜，也是这个原因，冬瓜又称白瓜。冬瓜有良好的清热解暑功效，夏季多吃些冬瓜，不但解渴消暑、利尿，还可使人免生疔疮。因其利尿，且含钠极少，所以是慢性肾炎水肿、营养不良性水肿、孕妇水肿的消肿佳品。冬瓜是一种解热利尿比较理想的日常食物，连皮一起煮汤，效果更明显。冬瓜性寒，能养胃

生津、清降胃火，使人食量减少，促使体内淀粉、糖转化为热能，而不变成脂肪。因此，冬瓜是脂肪肝、肥胖者的理想蔬菜。

◎蘑菇萝卜

【配料】蘑菇 200 克，白萝卜 400 克，精盐 1 克，味精 1.5 克，湿淀粉、麻油各 15 克，鲜汤 200 克。

【制法】将白萝卜洗净，切成 2.5 厘米长的条，放入锅中加清水烧沸，煮软后捞出。炒锅上火，加入蘑菇、白萝卜条、精盐、味精、鲜汤烧至入味，再用湿淀粉勾芡，起锅时淋上麻油，装入汤盘即成。

【用法】当菜佐餐，随意食用。

【功效】补中益气，清热化湿。主治肝经湿热型脂肪肝。

第4招　运动宜与忌——脂肪肝患者须知二

01　脂肪肝患者首要的是迈开自己的腿

　　脂肪肝患者首要的是迈开自己的腿，多参加运动。因为脂肪肝患者适当运动，有利于气血畅通和疾病的恢复。脂肪肝患者运动时，横膈膜上下有规律升降，这对肝脏来说是一种柔和的按摩作用，有助于排除瘀滞。运动还可以有效减少内脏脂肪、改善胰岛素抵抗，进而减少肝内脂肪沉积。对转氨酶轻度升高的脂肪肝患者而言，绝对的强调休息并不是明智的做法，唯有适当加强锻炼才能促进肝功能的好转。无严重并发症的脂肪肝患者均可适量参加一般体育运动，但须在医生指导下进行。运动疗法最有效的病例是伴有胰岛素抵抗和体重超重的脂肪肝患者。在肥胖症、2 型糖尿病、高脂血症等所致的营养过剩型脂肪肝及肝炎后脂肪肝的治疗手段中，运动的重要性仅次于饮食控制。因为单纯进行饮食控制时，机体的基础代谢率降低，能量消耗减少，而辅以运动则可使能量消耗增加，促使更多的脂肪分解和糖的利用；同时还可减少单纯低热量饮食造成的蛋白质丢失，机体的构成发生有益的变化。在增强形体美的同时增强了体质，有助于控制血糖、降低血脂和血压，促进肝内脂肪沉积消退。

02　宜于脂肪肝患者的最佳运动项目

　　以锻炼全身体力和耐力为目标的全身性的、有一定强度的动态运动，即有氧运动，如慢跑、中快速步行（115 ～ 125 步 / 分钟）、骑自行车、上下楼梯、爬坡、打羽毛球、踢毽子、拍皮球、跳舞、广播体操、跳绳和游泳等均是脂肪肝患者运动治疗的首选项目。这些运动可使人体交感神经兴奋，血浆胰岛素减少，而儿茶酚胺、胰高血糖素和生长激素分泌增加，抑制三酰甘油的合成，并促进脂肪分解。一些以无氧代谢为特征的静力运动项目及局部锻炼，如举重、单杠、双杠、柔道等，虽然也增加机体能量的消耗却使糖酵解增加，肌糖原的消耗和乳酸生成增多，使血糖降低，导致食欲亢进，使游离脂肪酸的消耗受阻。因此，这些运动项目治疗脂肪肝的效果远不如全身有氧运动好。脂肪肝患者应根据自己的爱好、原有的运动基础、肥胖程度、体质、居住环境及年龄等因素，选择不同类型的有氧运动项目。运动的种类要尽可能不需要特殊技术和器械，不论在什么地方、什么时间都能实施；运动强度不宜过强，以调节、有利身体健康为宜。专家认为，脂肪肝患者最好的运动是步行，因为步行自始至终是有氧运动，且最符合人体生理解剖特点。研究表明，在相同的速度和距离上，跑步的减肥作用比步行差。

◎慢跑

慢跑是防治脂肪肝、高脂血症的有效方法之一，适用于脂肪肝、高脂血症患者。脂肪肝、高脂血症患者慢跑时的最高心率可达每分钟120 ～ 136 次，长期坚持锻炼，可使血脂平稳下降、脉搏平稳、消化功能增强、症状减轻。跑步时间可由少逐渐增多，以 15 ～ 30 分钟为宜，速度要慢，不要快跑。在进行健身跑前要做心电图运动试验以检查心功能和血脂对运动的反应性，高脂血症患者的健身跑不要求一定的速度，以跑步后不发生头昏、头痛、心慌、气短和疲劳感等症状为宜，跑步时精神放松是十分重要的。脂肪肝、高脂血症患者选择一天中从事运动锻炼的时间要避开清晨和晚间。

◎步行

世界卫生组织（WHO）提出：最好的运动是步行。这是因为人是直立行走的，人类的生理与解剖结构最适合步行。最新科学研究表明，适当有效的步行可以明显降低血脂，预防动脉粥样硬化，防止冠心病。步行对于高脂血症患者来说，不仅强身健体，更可以治疗疾病。步行是健身抗衰老的法宝，是唯一能坚持一生的有效锻炼方法，是一种最安全、最柔和的锻炼方式。步行锻炼有利于精神放松、减轻焦虑和压抑的情绪，提高身体免疫力；步行锻炼能使心血管系统保持最大的功能，比久坐少动者肺活量大；有益于预防或减轻肥胖；步行促进新陈代谢、增加食欲、有利睡眠；还有利于防治关节炎。《五言真经》有云："竹从叶上枯，人从脚上老，天天千步走，药铺不用找。"说明人之健康长寿始于脚。步行要达到防治疾病的目的，还要掌握科学要领，以"坚持、有序、适度"为原则。

坚持：步行运动贵在坚持。步行最为简单、方便，不需要特殊的场地，一年四季都可以进行，将其融入生活与大自然，轻松、快乐地进行锻炼，如提前两站下车、走路回家、多走楼梯、多参加郊游等。有序：循序渐进。开始时不要走得过快，逐渐增加时间，加快速度。如果最近几个月活动很少，或有心脏病及年龄超过40岁，开始的时候可以只比平时稍快，走10分钟，也可根据情况，一次走3分钟，多走几次，一周后，身体逐渐适应，可以先延长运动的时间，直至每天锻炼30分钟，并逐渐增加步行速度。适度："三个三、一个五、一个七"。"三个三"：每日应至少步行3公里、30分钟，根据个人的情况，1日的运动量可以分成3次进行，每次10分钟，每次1公里效果是一样的。"一个五"：每周至少运动五天以上；"一个七"：步行不需要满负荷，只要达到七成就可以防病健体。走路是最适合老年人的运动形式，快走（或走路）15～20分钟，休息两分钟，再快走（或走路）15～20分钟，运动强度以还能交谈为原则。可依体能状况，慢慢把时间延长，但最多以 1 小时为原则。运动前、后需要做肌肉、关节的柔软操。

步行消除脂肪肝是对本身承受力的负荷能力的测试，在步行时只要自我感觉良好就可以了。呼吸要有节奏，同步行的节奏一致，若是出现气短、胸闷，应立即休息或放慢步行的速度。脉搏每分钟增加 15 ～ 20 次是正常的。一般步行后 15 ～ 20 分钟，脉搏应恢复原态。要是血压的收缩压降低、舒张压升高，尤其是伴有脉搏加快的情况，表明体力负荷大，应减少运动量。

◎爬楼梯

若工作忙，难于抽出时间安排锻炼，最方便、有效的运动莫过于爬楼梯。一些人每天上班舍电梯而不乘，宁愿爬楼梯上高楼，这样不仅锻炼了身体，也有助于减肥，确是好办法。有人调查证实，一星期登 5000 级（每天 714 级，相当于上下 6 楼 3 次）死亡率比不运动者低三分之一。爬楼梯能量消耗，比静坐多 10 倍，比散步多 3 倍，比步行多 1.7 倍，比打乒乓球多 1.3 倍，比网球多 1.5 倍，比骑自行车多 1.5 倍。6 层楼跑 2 ～ 3 次相当 800 ～ 1500 米的运动量。上下楼是一种全身运动，运动时下肢肌肉、骨、关节、韧带都能得到锻炼，使肌肉发达，关节灵活，同时使神经系统的反应更灵敏；可使全身血液循环加快，改善心肺功能，促进消化吸收、改善血脂代谢、延缓动脉硬化的发生，并使心脏处于良好的功能状态。上下楼时要注意全身放松、调匀呼吸、甩开双臂、从容和缓、不急不躁，根据个人的情况或缓或快，灵活掌握。高雅的志趣、广泛的爱好，能极大丰富一个人的生活内容，使情绪长期处于良好而稳定的状态，从而使机体神经内分泌系统保持平衡，提高机体的抗病能力，对心身健康十分有益。

◎跳绳

中国人有一句俗话，叫作跳一跳十年少。国外一些健身运动专家近年来格外推崇跳绳运动，他们认为，低温季节尤其适宜这种运动。跳绳花样繁多，可简可繁，随时可做，一学就会，特别适宜在气温较低的季节作为健身运动，而且对女性尤为适宜。从运动量来说，持续跳绳10分钟，与慢跑30分钟或跳健身舞20分钟相差无几，可谓耗时少，耗能大的需氧运动。

跳绳对多种脏器具有保健功能。健身专家强调说，跳绳能增强人体心血管、呼吸和神经系统的功能。跳绳可以预防糖尿病、脂肪肝、关节炎、肥胖症、骨质疏松、高血压、高血脂、失眠症、抑郁症、更年期综合征等多种疾病，对于乳期和绝经期妇女来说，跳绳还兼有放松情绪的积极作用，因而也有利于女性的心理健康。

跳绳运动最健脑。这是因为运动能促进脑中多种神经递质的活力，使大脑思维更为活跃、敏捷；同时，运动可提高心功能、加快血液循环，使大脑获得更多的氧气与营养。凡是增氧运动皆有健脑作用，尤以跳绳运动为佳。中医理论认为，脚是人体之根，有6条经脉及穴位在这里交错汇集，跳绳可促进循环，使人顿感精神舒适，行走有力，可起到通经活络、健脑和温煦脏腑的作用，提高思维和想象的能力。

绳子选择，一般比身高长60～70厘米，最好是实心材料，太轻的反而不好。跳的时候，用双手拇指和食指轻握，其他指头只是顺势轻松地放在摇柄上，不要发力。另外，要挺胸抬头，目视前方5～6米处，感觉膝关节和踝关节的运动。

跳绳的运动安排。鉴于跳绳对女性的独特保健作用，医学专家建议，女性跳绳健身要有一种"跳绳渐进计划"。初学时，仅在原地跳1分钟；3天后可连续跳3分钟；3个月后可连续跳10分钟；半年后每天可实现"系列跳"（如每次连跳 3 分钟，共 5 次），直到一次连续跳 30 分钟。一次跳 30 分钟，就相当于慢跑 90 分钟的运动量，已是标准的需氧健身运动。

需要注意的是跳绳者应穿质地软、重量轻的高帮鞋，避免脚踝受伤；绳子要软硬、粗细适中；初学者通常宜用硬绳，熟练后可为软绳；要选择软硬适中的草坪、木质地板和泥土地的场地，切莫在硬水泥地上跳绳，以免损伤关节，并易引起头昏。跳绳时须放松肌肉和关节，脚尖和脚跟须用力协调，防止扭伤。胖人和中年妇女宜采用双脚同时起落。同时，上跃也不要太高，以免关节因过于负重而受伤。跳绳前先让足部、腿部、腕部、踝部做些准备活动，跳绳后则可做些放松活动。

◎太极拳

通过长期实践，证明太极拳具有显著的医疗保健价值。许多人坚持太极拳锻炼，使其慢性病得到痊愈。有的终身习练，活到高龄，甚至年逾百岁。近代科学证明，免疫功能退化是人体衰老的主要原因。随着年龄的增长，机体的免疫功能也同其他器官一样，逐渐下降和衰退，尤其是以免疫细胞中起主导作用的 T 淋巴细胞的数量和活性下降较为明显。太极拳对机体免疫功能的提高主要表现在周围循环血液中免疫细胞量的增加及活性增强。国外学者指出，打 15 分钟太极拳后，发现免疫细胞有明显提高；国内有人通过试验发现，打一次太极拳可使唾液中的分泌型免疫球蛋白液增加 16 毫克 / 升。证明太极拳可提高机体的免疫功能，起到药物不易达到的效果。

太极拳运动柔和、缓慢、连贯，和一般体育项目相比，它的强度和运动量相对要小些；正因为太极拳有其特点，对提高人体的免疫功能更有独到之处。我们知道，分泌型免疫球蛋白在黏膜分泌液中含量最多，对入侵的微生物发挥免疫排除作用，是局部抗感染的重要因素，其含量的增减，直接影响全身黏膜系统的免疫功能。而太极拳运动后唾液中的分泌型免疫球蛋白含量增加，将有助于全身黏膜系统免疫功能的加强。咽下的唾液，对消化系统黏膜免疫功能的加强也有裨益，练太极拳时舌尖轻抵上腭，牙齿勿紧咬，有唾液时要及时吞下，不可吐掉，视为"金津玉液"。气功家把舌抵上腭，形象地比作"鹊桥高架"，认为这样有利于督、任二脉沟通，起到引"天河水"下降滋润周身的作用。研究表明，太极拳运动对人体内分泌系统具有提高免疫、延缓衰老的良好作用。

◎冬泳

冬天，很多人户外活动量明显减少，感冒等呼吸道传染病增加。与之相反，一批冬泳爱好者，却不惧严寒，坚持水中畅游。研究表明，坚持冬泳能激发人体免疫功能，可加强内分泌调节功能。我国也有大量关于冬泳的科研成果，我们提倡从夏、秋开始游泳，逐步过渡到在寒冷的冬季游泳，因为心理的承受和身体的适应要有一个过程。惯于冬泳者对寒冷已具有适应能力，单核细胞受体已产生了惰性，应激反应中肾上腺分泌的大量皮质酮不仅不会受到抑制，反而会促进单核细胞释放更多的细胞因子。细胞因子可激发机体的免疫功能，这是冬泳健身的重要机制之一。经常的冷水刺激可以激发人的大脑、内分泌、呼吸等系统，使全身得到极大的振奋和调整，促进人体新陈代谢，焕发生机、提高免疫功能、抵抗力和自我修复能力，预防和治疗慢性病。

正常人都可以冬泳。最新的研究表明，冬泳时的冷刺激，对儿童的生长发育无不良反应，孕妇参加冬泳也未见对胎儿有任何不良影响。一般认为，除患有严重的器质性疾病、各种传染病、精神障碍、体质虚弱、妇女经期等特殊情况外，正常人基本上均可参加冬泳。但实际上，冬泳者以中老年男性多见。有人认为"60畅游，70慎游，80停游"，这种说法是相对的，体质较好而兴趣不减者，80多岁了还继续冬泳的，大有人在。参加冬泳的前提条件是必须会游泳，由于冬泳是在极其寒冷的特殊条件下健身锻炼的，所以对人的心理素质和身体条件，要求相对较高，要谨慎从事、量力而行，一些没有经过医学检查、对自己的身体不明底细的人突然想参加冬泳，还是应该慎重。

一天之中，以中午冬泳最好，中午日照充足，气流稳定。尽管每个人的年龄、体质和技能等差别很大，但与一般注重速度和距离的游泳不同，冬泳更注重的是在水中游泳的时间。冬泳的目的是健身和娱乐，而不是挑战极限，每个冬泳者都有个人的"度"，比如游多长时间，甚至在水中"刨"多少下，都相当严格。究竟在冰水中游多长时间效果最好，根据大多数人的经验，在1℃的水中游1分钟，2℃的水中游2分钟，3℃的水中游3分钟，这个量是比较适宜的。水温在10℃以上时，已是阳春三月、桃花盛开的时节，就比较随意了。

冬泳，必须进行准备活动和出水后的整理运动，包括肢体运动等。刚入水时，受到低水温的刺激，可使全身肌肉收缩，耗氧量突然增加。如果游得过急过快，容易发生胸闷不适。但若游得过慢，又使肌肉产热量减少，不利于及时补充热量，所以，冬泳者对于游泳的速度和强度要慢慢体会，逐步掌握。与其他健身运动一样，冬泳贵在坚持，突发的或"一步到位"的冬泳方法是不可取的。人如果突然掉到冰水里，会出现免疫力降低，引起感冒、肺炎等，因为人体在强烈的应激过程中会分泌大量的皮质酮，抑制细胞因子的合成和释放，从而减少免疫功能的促发因素，降低免疫力。此外，还可能造成身体的其他损害。冬泳最艰苦的时间，要算结冰前的一二十天，这是最考验人的时间段，过了这个时间段，何惧"千里冰封，万里雪飘"。

冬泳须注意自我防护。冬泳者最好参加冬泳俱乐部，很多冬泳俱乐部和冬泳队，都有专人负责救护和技术指导，可提供安全保障。没有参加冬泳组织的冬泳者要结伴而行，互相照顾，不要单独行动，以防意外。

破冰冬泳时，要防止冰块划伤；还要备好防寒衣物，防止冻伤。所选择水域的水质要符合卫生要求；下水前应做好准备活动，有汗者把汗晾干；出水后及时擦干身上的水分；穿好衣服进行跑步等活动，以加快体温的恢复，尽快使机体转暖；冬泳后可涂护肤品，防止皮肤皲裂；从未冬泳过的人不要大雪节气后贸然冬泳，可从来年秋季开始冬泳准备。

◎钓鱼

垂钓是一种行之有效的自我健身方法。垂钓时端然静坐，使人心平气和，思想集中，对健康大有裨益。垂钓何以能疗疾呢？首先，在垂钓之处，草木葱茏，可散发出氧气、负离子和芳香物质，有益于大脑健康，增强记忆力，对哮喘、肺气肿、脂肪肝、高血压、失眠、脂肪肝等疾病有很好的调养作用；此外，静心等候，类似于气功中的静坐，可使气血阴阳归于平衡；当鱼儿欲上钩时，全神贯注，凝神静气，严阵以待，一旦鱼儿上钩，欢快轻松之情溢于言表，从而达到内无思虑之患，外无形疲之忧的最佳养生境界。此种境界能冲淡人们精神上的忧虑，患者处于这种精神状态中，必然有利于疾病的医治和病情的好转。

03 运动治疗脂肪肝的原则

脂肪肝患者若长期缺乏一定量的运动，又不注意饮食营养，将使组织器官功能下降，引发众多疾病，给机体带来各种不利的影响。

一方面，运动不足可引起肌肉失用性萎缩和呼吸、循环功能低下。肌肉失用性萎缩可引起相关肌肉变得脆弱，肌力下降。由于颈部、腹部、腰部、腰背部及大腿部的肌肉在维持姿势上起重要作用，故一旦这些支撑身体的肌群肌力降低，它们为了维持姿势而被迫过度紧张，从而导致肩酸痛、腰痛、膝关节痛等症状。而呼吸循环功能低下时，即使轻微劳动也会发生心悸和呼吸困难等，从而出现身体不适。

另一方面，运动减少可引起能量消耗减少，加之相对过食，可引起肥胖从而进一步加重脂肪肝，尤其是内脏性肥胖和胰岛素抵抗，一些有遗传者可发展为 2 型糖尿病、高血压病及动脉粥样硬化。大量事实表明，运动疗法对于促进由肥胖、糖尿病、高脂血症等所致的营养过剩性脂肪肝的消退尤其重要，且可防治并存的胰岛素抵抗和高血压病，减少动脉粥样硬化和心脑疾病突发事件的发生。那么脂肪肝患者该如何运动呢？运动中该掌握什么原则呢？关键是要本着量力而行、循序渐进的原则，并进行自我监测，按照医生开具的运动处方来进行运动。大量事实也证明，适当的、科学的运动对脂肪肝的治疗是有益的。

04　脂肪肝患者运动宜适度不疲

脂肪肝患者的适度运动尤为重要，脂肪肝患者要注意掌握运动量的大小，尤其是体质较差者更要注意。运动量太小达不到锻炼的目的，起不到健身作用；运动量过大则可能超过了机体的耐受程度，反而会使身体因过度疲劳而受损。因此，运动强调适度不疲，循序渐进，不可急于求成，操之过急，往往欲速而不达。若运动后食欲减退，头昏头痛，自觉劳累汗多，精神倦怠，说明运动量过大，超过了机体耐受的限度，会使身体因过劳而受损。那么，运动量怎样掌握才算合适呢？一般来说，以每次锻炼后感觉不到过度疲劳为适宜。

05　脂肪肝患者运动宜动静结合

脂肪肝患者不能因为强调动而忘了静，要动静兼修，动静适宜。运动时，一切顺乎自然，进行自然调息、调心，神态从容，摒弃杂念，神形兼顾，内外俱练，动于外而静于内，动主形而静主养神。这样，在锻炼过程中内练精神，外练形体，使内外和谐，体现出由动入静、静中有动、以静制动、动静结合的整体思想。太极拳是脂肪肝患者动静结合的最佳运动方式之一。

06 脂肪肝患者运动宜有张有弛

脂肪肝患者运动锻炼，并非是要持久不停地运动，而是要有劳有逸，有张有弛，才能达到养生的目的。因此，紧张有力的运动，要与放松、调息等休息运动相交替。长时间运动，应注意适当的休息，否则能影响运动效率，使运动不协调，精神不振作，甚至于养生健身不利。为健康而进行的锻炼，应当是轻松愉快、容易做到、充满乐趣和丰富多彩的，人们才愿意坚持锻炼。即运动应当在顺乎自然的方式下进行。在健身方面，疲劳和痛苦都是不必要的，要轻轻松松地逐渐增加活动量。

07 脂肪肝患者运动宜因人而异

对于大多数脂肪肝患者来说，由于肌力减退，神经系统反应变慢，协调能力变差，宜选择动作缓慢柔和、肌肉协调放松、全身能得到活动的运动，像步行、太极拳、慢跑等。另外，由于每个人工作性质不同，所选择的运动项目亦应有别，如售货员、理发员、厨师因长时间站立，易发生下肢静脉曲张，在运动时不要多跑多跳，应仰卧抬腿；经常伏案工作者，要选择一些扩胸、伸腰、仰头的运动项目，由于用眼较多，还应开展望远活动。运动因人而异是运动的基本原则之一。

08 脂肪肝患者运动宜长久坚持

轻微而短暂的运动对脂肪肝、高胆固醇血症及肥胖患者不能达到治疗的目的。只有达到一定运动量，对血清脂质才能产生有益的作用并减轻肥胖患者的体重。即脂肪肝患者运动锻炼并非一朝一夕之事,贵在坚持,只有持之以恒，坚持不懈地进行适宜的运动，才能收到健身的效果。运动锻炼不仅是形体的锻炼，也是意志和毅力的锻炼。人贵有志，学贵有恒，做任何事情，要想取得成效，没有恒心是不行的。古人云："冰冻三尺，非一日之寒"，说的就是这个道理。因此，锻炼身体要经常而不间断，三天打鱼两天晒网是不会达到锻炼的目的。

09　脂肪肝患者运动宜有规律

医学专家经过长期的研究证明，只有规律性的有氧活动（如慢跑、走路、游泳、登楼梯等）才是预防与治疗脂肪肝的有效方法。就脂肪肝患者治疗恢复而言，每周保持 3 次运动，才可以称得上是规律性的运动，而对于工作紧张或是经常出差的脂肪肝患者，每周至少应有 1 ～ 2 次的规律性运动。为了能够长期地保持规律性的运动，您可以计划一下您每周的运动时间和内容，注意不要将两次运动的时间间隔安排得太长。只要规律性的运动能够成为您的一种生活方式，很快地，您将在生理和心理两大方面获得很大益处。

10　脂肪肝伴转氨酶升高——运动能降

临床上，大约有 10% 的非酒精性脂肪肝患者存在血清转氨酶增高，这种情况与急性脂肪肝不同。非酒精性脂肪肝患者无须休息、加强营养及采取相关消毒、隔离措施。然而，无论是临床医生还是家属、同事往往都要求患者少活动，多休息，结果患者体重和腰围有增无减，血清转氨酶异常和脂肪肝持续存在。流行病学调查表明，肥胖性脂肪肝伴有转氨酶升高与饮食结构西化和多坐少动的生活方式关系密切，因而在节制饮食的同时，每周坚持 150 分钟以上中等量的有氧运动是比较有效的治疗措施。因此，脂肪肝伴有转氨酶轻度升高的患者非但不要多休息，反而需要适当增强锻炼。

11　不宜参加运动的脂肪肝患者

虽然运动对营养过剩性脂肪肝患者可产生良好影响，但并非所有脂肪肝患者都适宜参加体育运动。伴有恶性营养不良、蛋白质热量营养不足、行胃肠外营养、甲状腺功能亢进和肺结核等全身消耗性疾病，以及药物、酒精和毒物所致的脂肪肝，过多运动会成为代谢的干扰因素。妊娠脂肪肝也应限制活动，增加卧床休息的时间。具体来说，脂肪肝患者合并下列疾病时应禁止运动：急性心肌梗死急性期、不稳定性心绞痛、充血性心力衰竭、严重的心律失常、重度高血压、严重糖尿病、肝肾功能不全。

12　脂肪肝患者运动准备宜忌

脂肪肝患者运动锻炼前充分了解保健须知是非常重要的。有些爱好运动的脂肪肝患者就是由于不重视锻炼前的准备活动而导致各种意想不到的意外情况发生，不但影响锻炼效果，而且影响锻炼兴趣，对运动活动产生畏惧感。因此，每个脂肪肝患者在每次锻炼前都必须按照保健须知的要求做好有关的活动，同时应制订运动处方。所谓运动处方，可以概括为："根据医学检查资料，按其健康、体力及心血管功能状况，结合生活环境条件和运动爱好等个人特点，用处方的形式规定适当的运动种类、时间和频率，并指出运动中的注意事项，以便有计划地进行经常性锻炼，达到健身或治病的目的。"运动处方是由世界卫生组织（WHO）提出并得到国际公认的一种健身方式，是指导人们有目的、有计划地进行科学运动锻炼的重要手段。运动处方一般分为治疗性、预防性和健身健美性三种。其中，治疗性运动处方最好由专业医师或体疗师帮您制订；后两种的主要目的是增强体质、预防疾病、提高健康水平和运动能力，脂肪肝患者可以根据自身的体质和健康状况自行设计。

13　脂肪肝患者的有氧与无氧运动

有氧运动，就是在有氧代谢状态下做运动，通过运动达到消耗机体多余的脂肪，达到消脂的目的。许多人的有氧运动锻炼根本不是在有氧状态下健身运动，所以也就失去了有氧运动原本消脂的作用。

我们知道人体预存的 ATP 能量只能维持 15 秒，跑完 100 米后就全部用完，跑 100 米时后面的 100 米，必须由血糖在无氧状态下，迅速合成新的热能物质 ATP 来提供能量。血糖（淀粉）无氧分解所提供的能量，只能维持 40 秒，跑完 400 米后就全部用完。跑 800 米时，后面的 400 米，必须由血糖、血脂肪酸和血氨基酸在有氧状态下，合成新的热能物质 ATP 来提供能量，而血糖由淀粉分解后供应，血脂肪酸由脂肪分解后供应，血氨基酸由蛋白质分解后供应，这整个过程需要氧气，也就是靠氧气燃烧淀粉、脂肪和蛋白质来产生热能物质 ATP，供应后段运动所需的热量，这后段的运动就是有氧运动。

跑 800 米或 1500 米、200 或 400 米游泳、拳击等运动，都需要开始利用氧气燃烧淀粉、脂肪和蛋白质，故此类运动的后段都是有氧运动，作为有氧运动，心率一般在 130 次／分为最佳。运动的前段大约 5 分钟先烧淀粉，运动持续越久会烧掉越多的脂肪，只要持续半小时至 1 小时，所消耗热量的五成，就由燃烧脂肪来供应，如果不节食，即使 1 小时的有氧运动，只能烧掉食物里的淀粉和脂肪，烧不到人体内积存的脂肪，对消脂仍然无益；节食后，1 小时的有氧运动才有机会烧到体内的脂肪。

第5招　起居宜与忌——脂肪肝患者须知三

01　0℃天气出现对脂肪肝不是好事

0℃天气出现往往是脑血管病的高发时节，而中老年脂肪肝患者往往也多伴有脑血管病。脑血管病虽然一年四季均可发生，但发病率在不同季节是不同的。国内调查发现，1～2月脑血管病的发病率最高，春秋季发病率最低。此外，气压偏低时脑血管病发生的可能性也增加。由此可见，寒冷、潮湿的气候是促使脑血管病发病的因素。为什么气候与脑血管病关系如此密切呢？因为气候的变化会引起人体内环境的变化，恶劣的气候使人体血管调节功能发生紊乱。医学研究表明，在0℃天气频频出现的早春和晚秋更易诱发脑血管病，而且发病多在气温骤降的72小时内。这是因为气温骤冷，体内交感神经兴奋，血管收缩，血压升高，易使原来已有病变的血管发生破裂出血。所以有脑血管病倾向的人和老年人应了解气候与脑血管病的关系，加强冬季防寒保暖和夏季防暑降温，及时服药，防止脑血管病发生。

02　起居有规律，少患脂肪肝

起居有规律是指通过有规律的起居作息而保健的方法。中医学认为，自然界春夏秋冬一年四季乃至一日之内，都存在阴阳盛衰的变化，人生活在自然界中无时无刻不受这种变化的影响，人的起居只有顺应一年一日之内的自然变化，才能保证无病或少生病。事实上，从生活经验来看，绝大多数健康老年人，起居都有一定的规律，按时即起，不睡懒觉，各种生活方式都有一定的节奏。所以，中老年人要想健康，最好的办法就是起居有一定的规律，如果一个人生活没有规律，那他很难有一个好的身体。

在具体做法上，一年之内，春季应早睡早起，夏季应晚睡早起，秋季应早睡早起，冬季应早睡晚起，以应健康之道。一天之内，起居亦应顺应自然的变化，中医认为人体阳气以中午为最盛，到傍晚阳气已衰。具体做法为：早晨运动宜大，傍晚运动宜小，以应自然之道。

03　要想不患脂肪肝，勤劳第一关

劳是指以劳动为手段，达到增进机体健康，延年益寿的目的。劳动是健康的重要手段之一。在人类发展史上，劳动与人类的生存和发展息息相关，是人类赖以生存的先决条件，同时也促进了人类对大自然的认识，增长了智慧，促进了大脑发育，强壮了人类体魄，延长了人类寿命，使人类成为万物之灵。时至今日，劳动仍然是人类生活的第一需要，是人类生存和发展的重要手段，是人体健康的源泉。生活经验也告诉我们，懒惰和闲散，无所事事，没有明确的生活目的，对事业缺乏信心、悲观颓唐等都是健康的大敌。另外从健康老年人的经验来看，劳动是健康的重要因素之一。有人统计过我国新疆百岁老年人中，终身从事体力劳动的占 98.05%，他们普遍从青少年起就参加体力劳动，老年以后仍然坚持劳动，而这些人在百岁之后，大多数人身体仍然健康，生活可以自理。同样，对广西巴马县长寿之乡的健康老年人摸底调查，结果都一致表明，尽管以上地区百岁老人生活习惯各有所异，气候条件相距甚远，但其中共性却基本一致，即热爱劳动。

> **小贴士**
>
> 劳动是保健的主要方式之一。实际生活也是如此，健康的人多是勤劳的人，医学研究表明，世界上最忙最紧张的名人们，通常要比普通人的寿命高出许多，外出工作的妇女要比家庭妇女发病率低。进而得出结论：勤奋工作有益健康。

04 脂肪肝的大忌——劳逸太过

人在于有劳有逸，人需要劳，但不可太过，太过了就会对人体造成伤害。逸，指安逸。过于安逸，是疾病产生的根源。劳和逸是相对的，有劳必有逸，有张必有弛。不能过劳，亦不能过逸，过逸则形体静而不动，气血则会郁滞，而适度的劳，则是健康的基础，人要善于劳作，也要善于休息。医学家华佗也说："人体欲得劳动，但不当使极尔。动摇则谷气得消，血脉流通，病不得生，譬如户枢不朽是也。"目前最应该预防的就是"过劳死"。"过劳死"最简单的解释就是超过劳动强度而致死，是指"在非生理的劳动过程中，劳动者的正常工作规律和生活规律遭到破坏，体内疲劳蓄积并向过劳状态转移，使血压升高、动脉硬化加剧，进而出现致命的状态"。过劳死，在 20 世纪 80 年代，国内的媒体曾经以旁观者的姿态大量报道过日本白领阶层过劳死的白领现象，如今过劳死已经蔓延到你我的身边，开始威胁到每一个人——不管你愿不愿意，这是事实。那么什么人宜防过劳死呢？只知付出不知保养的人；有事业心的人，特别是称得上"工作狂"的人；有遗传早亡血统又自以为身体健康的人；几乎没有休闲活动与嗜好的人；自我期望高，并且容易紧张者；长时间睡眠不足的人宜防过劳死。

05　快速过度减肥无益于脂肪肝

过度减肥会导致人体营养缺失或者失衡，进而导致人体重要脏器细胞营养素流失，引起肝代谢紊乱，肝内脂肪堆积，进而引发脂肪肝，加重肝病。

脂肪肝流行病学调查显示，随着体重指数的升高，脂肪肝的发病率有明显的上升趋势，在超重和肥胖人群中的患病率分别为 38.5% 和 60.6%。有些肥胖者担心发病，就拼命减肥。超重者减肥本是很正常的事情，但有些人盲目追求减肥速度。一些人就迎合这种心理，提出"一月减 5 千克"的说法，殊不知，减肥过快对肝的损害很大，如果 1 个月减掉 5 千克，不管是通过节食、运动还是吃减肥药，都会引起肝细胞脂肪样变性或空疱样变性，最终损害肝。一般来说，一个月减 1 ～ 2 千克是比较合适的做法。

06　大便通畅有助于脂肪肝恢复

大便经常秘结不通，排便时间延长，或有便意但排便困难者称便秘。便秘的发生，主要是由于大肠传导功能失常，粪便在肠内停留时间过长，水分被吸收，从而使粪便过于干燥、坚硬所致。另外，若膳食中纤维素太多，会引起痉挛性便秘，肠道部分或全部阻塞，发生阻塞性便秘；若食物中缺少粗纤维素，新鲜蔬菜和水果进食量太少，饮水不足，脂肪量不够，又可导致无力性便秘。

便秘对脂肪肝患者极为不利。因为粪便在肠道内滞留时间过长，有害物质的产生和吸收就会增加，给肝脏解毒增加了负担，同时对肝细胞也会造成损害。过多的毒素还能通过血液进入大脑，损害中枢神经系统，这是肝硬化患者易发生肝昏迷的原因之一。因此，脂肪肝患者应适量进食一些富含纤维素的食物，如芹菜等，养成良好生活习惯，保持大便通畅。必要时，可用乳果糖、大黄、苏打片帮助排便。冰糖炖香蕉是民间常用的通便治疗法：取香蕉2只去皮放入盘中，加冰糖适量，隔水蒸透，每日服2次，连服7日即可，具有清热润燥，润肠通便的功效。此方适用于脂肪肝患者防治便秘，因为香蕉性寒，因此需要蒸熟食用。

07 性生活能影响到脂肪肝

脂肪肝可引起内分泌严重紊乱，从而可明显影响性功能。由于肝对雌激素的灭活作用减弱，雌激素经胆汁排泄减少，故血中雌激素含量增高，雄激素含量相对降低，雌激素与雄激素的比例失调，对于男性而言，可引起性欲减退及阳痿。医学专家观察发现，脂肪肝和肝硬化患者性欲减退、阳痿现象是较为普遍的。因此，脂肪肝患者过度纵欲不仅耗伤元气，损害肝肾，产生诸如疲倦、腰酸腿软、食欲不振、头晕耳鸣、失眠健忘等并发症，而且对于肝功能基础本来较差的患者来说，还可以诱发新的疾病，给患者造成心理上的更大负担，加重肝病的程度。一般来说当谷丙转氨酶显著升高，全身乏力时应禁止任何性活动，包括自慰行为。因为有资料证明，一次性生活付出的能量，相当于参加100米短跑比赛消耗的能量。这样大的体力消耗，对于需要休息的脂肪肝患者是极为不利的。恢复期患者可有节制地进行夫妻性生活，但不宜过频，时间也不宜过长，以次日不感疲劳为度。脂肪肝及肝硬化患者受病情影响，一般性欲都比较淡漠，此时不应勉强，而应顺其自然，当肝病获得控制后，性功能可相应改善。患脂肪肝的妇女应避免服用避孕药，因避孕药中的雌激素必须在肝内分解灭活，这样会加重肝负担。

08　脂肪肝伴肝功能不正常者为什么要减肥

以往有人经常误认为血清转氨酶增高就是肝炎，而肝炎则都是病毒性的，有传染性；只要转氨酶降至正常，那么即使是脂肪肝也不用害怕。因此，有人一旦发现转氨酶升高，往往就急于应用药物使转氨酶降至正常，从而恢复正常生活。对于单纯性脂肪肝伴有肝功能不正常的患者而言这种做法并不科学，因为可掩盖病情以致放松实施基础治疗而易导致肝病恶化。流行病学调查表明，有脂肪肝的成人或是儿童，健康检查发现的转氨酶增高主要与肥胖和脂肪肝有关，这种转氨酶增高并无传染性，而减肥对此类脂肪肝有很好的疗效。有报道称，体重每降低 1%，转氨酶下降 8.3%；体重下降 10%，增高的转氨酶基本恢复正常，伴肿大的肝回缩，脂肪肝逆转；而体重居高不下者转氨酶往往持续升高，即使应用保肝和降酶药物也难以奏效。

09　脂肪肝患者不能忽视科学睡眠

充足良好的睡眠是保证脂肪肝患者心身健康的重要因素。睡眠是一种生理需要，是大脑活动的休整期，合理的睡眠是身体健康的一个保证。虽说不同的人其睡眠时间存在着明显个体差异，但都以醒来全身舒适、疲劳消除、精力恢复为准，并根据季节进行有规律的调节：春夏迟睡早起，秋时早睡早起，冬日早睡迟起，每天睡眠一般不少于 8 小时。除此以外脂肪肝患者还要注意以下几点睡眠的宜与忌。

1.宜注意睡眠姿势

肝的营养与患者睡眠的姿势密切相关。因为肝位于膈下腹腔右上部，如患者睡眠向左侧，肝位于腹部动脉的上方，动脉中的血液必须"爬陡坡"上行到肝脏；如患者平卧，肝的位置也稍高于腹腔动脉，这两种卧位对肝疾病的恢复都不利。因此，脂肪肝患者睡眠宜取右侧位，肝位于腹腔动脉的下方，动脉血就沿"下坡"流向肝，有利于脂肪肝的早日康复。

2. 应有合适而适度的睡眠

临床观察发现，多数脂肪肝患者伴有失眠、情绪不稳定、倦怠、乏力等症状。因此，对于脂肪肝，尤其是重度脂肪肝的治疗，应着重强调睡眠的重要性。休息能减少机体体力的消耗，而且能减少活动后的糖原分解、蛋白质分解及乳酸的产生，从而减轻肝的负担。卧床休息可以增加肝的血流量，使肝得到更多的血液、氧气及营养的供给，促进肝细胞的康复。据日本学者观察，肝的血流量在立位时比卧位时减少40%；立位伴有运动时，肝血流量比卧位时减少80% ~ 85%。肝血流量减少，可直接影响肝的营养及氧气供给。但如果对所有的肝病患者过分强调卧床休息与睡眠反而会加重患者的精神负担，影响大脑的调节功能和内脏功能的协调，也不利于机体的新陈代谢。所以脂肪肝患者的睡眠应合理而适度。

10　良好的心理有益于调养脂肪肝

中医学认为"肝主疏泄"，主要是指肝具有疏畅气机，调节情志，促进胆汁分泌与疏泄，协助脾胃消化的功能。肝的功能正常，就会心情舒畅，气机调顺；反之，怒伤肝，不良的精神刺激可影响肝的疏泄功能，导致肝气郁结，气机阻滞，出现胸胁胀痛，食少纳呆等症。包括脂肪肝在内的肝病患者在心理上可能有很多异常，其中情感的障碍表现最为突出，而且依病情、病程的不同，表现障碍的程度也不同。对情感障碍进行疏导，不是件容易的事，主要从以下几方面对心理进行调节。

1. 宜怡悦开怀

现代科学证实，当脂肪肝患者身心处于愉悦状态时，人体内各个系统都能以良好的秩序，出色地完成机体各部分的功能，故脂肪肝患者必须保持乐观向上的情绪，使机体各系统处于可正常工作的状态，以使各种治疗包括药物治疗达到最佳疗效。如果患者不能做到怡悦开怀，久之就会导致身体各系统的功能紊乱，不仅严重妨碍了疾病的治愈，而且可引起其他多种疾病。而心情愉快，气血通顺，就能疏肝理气，健脾和胃，增强免疫功能，大大有利于身体的健康。因此要学会善于控制调节自己的情绪，自寻乐趣，遇事坦然，保持宽松的心理状态。脂肪肝病情持续时间长，反反复复是一种常态，但多数人经过几年的科学治疗后是能够康复痊愈的。

小贴士

现代心理学将"笑"视作一种愉快心境或轻松情绪的体现，对改善抑郁、焦虑、恐惧等情绪状态十分有益。近年来，"笑疗"正越来越被现代人所青睐，现实生活中也可看出"人逢喜事精神爽，雨后青山分外明"。人在高兴、愉快、喜悦的时候，不论做什么事情都觉得称心如意；人在悲哀的时候，总是伤心流泪，感到心灰意冷，悲观绝望，看世界的一切都是死灰色。一个人的心情、情绪的好坏，同疾病的发生、发展和转归变化有着十分密切的关系，临床上以笑辅助治病的案例也是不胜枚举。

2. 宜调节情绪

现代医学证实，脂肪肝与情绪密切相关。要保持轻松、愉快的良好情绪，就要学会调节恐惧、激动、焦虑、抑郁、悲伤、失望等不良情绪。情绪的调节包括以下几个方面。

（1）改善心理素质：包括提高对人自身的认识，提高对客观世界的认识和提高对人和客观世界关系的认识。

（2）提高修养水平：培养高尚的情操，树立广泛的兴趣，汲取知识，增长才干，使情感具备倾向性、稳固性、持久性和深刻性。

总之，激怒时要疏导、平静；过喜时要收敛、抑制；忧愁时宜释放、自解；思虑时应分散、消遣；悲伤时要转移、娱乐；恐惧时寻支持、帮助；惊慌时要镇定、沉着。情绪调整好，心理就健康，再加上身体的健康，这才算一个真正的健康人。

3. 宜宣泄感情

利用倾诉交谈或其他方法进行感情宣泄，心理学上称为"发泄疗法"。古人曾说："不如人意常八九，如人之意一二分"。一般来说，人的一生处于逆境的时间远多于顺境的时间，即使是历史上的帝王将相及现代生活中的富豪、名人，都无法摆脱各自的忧伤和烦恼，更何况常人，他们生活中的悲郁之情，更是不胜其数。中医学认为："百病皆生于气。"如果郁结的不良情绪是暂时的，机体很快可以恢复正常，但如果不良情绪过分强烈或持久，就可能造成脏腑功能失调，引起脂肪肝。现代研究也证实，持久的不良情绪，特别是表现为烦恼、忧郁、悲伤的情绪，如果长期得不到发泄，可通过神经、内分泌系统影响机体的免疫功能，使人体对细菌、病毒及肿瘤细胞的抵抗力下降，消化系统功能紊乱，从而引起脂肪肝。所以说解除悲郁的最好方法是及时发泄，使人从苦恼郁结的消极心理中得以解脱，尽快恢复心理平衡。正如一位哲学家所说的："生命的潮汐因快乐而升，因痛苦而降。"

11　吟诗赏画能避免脂肪肝患者抑郁

文化娱乐疗法是用文化娱乐活动来治疗疾病的一种方法。在古代就有用娱乐活动治病的记载。文化娱乐在疗疾治病方面有独到的作用，如对情绪不稳、血压升高、失眠、忧虑和焦躁等症，若应用得当，长期坚持，必有益处。对于脂肪肝患者，存在此类不良情绪的不在少数，可根据其爱好与身体状况选择娱乐活动项目，如唱歌、跳舞、下棋、打牌、听音乐、写诗、绘画、弹琴等，通过这些娱乐活动，增进人际关系，增加生活情趣，陶冶性情，消除紧张忧虑状态，从而达到改善脂肪肝症状的目的。因为吟诗咏词不仅是对人生文学艺术的享受，而且有益于身心健康，可起到防治疾病的作用。从生理方面，吟诗咏词者要舒展肢体，站立姿势，腹部呼吸，准确发音，如此反复进行，达到吐故纳新的目的；从心理方面，脂肪肝患者通过吟诗咏词活动，可以放松情绪，摒弃杂念，集中注意力，进入诗词的美妙境界，使机体分泌出有益的激素、神经递质等，促进血液循环、神经细胞的兴奋和脏器的代谢活动，有益身心健康；吟诗咏词可以使人开襟散怀，荡气回肠，情绪振奋，心旷神怡，使大脑的兴奋与抑制达到相对平衡，将神经细胞调节达到最佳状态，历史上赏画治病的例子也颇多，如隋炀帝欣赏《梅熟季节满园春》，使烦躁症不药而愈；南北朝鄱阳王后妃见到《鄱阳王调情图》而消除了丧夫忧郁证等。医学心理学研究表明，观画是欣赏艺术，也是审美活动，它必然引起患者的想象，而想象能调节交感神经系统，直接促进一些有益健康的激素、酶和神经递质等物质的分泌，起到调节血液流量、增强免疫功能的作用，进而促进病体痊愈。

12　听听音乐，有益于脂肪肝

人体的气机不畅，往往使情志忧郁，产生身体上和心理上的种种功能失调乃至器质性病变。而弹奏乐器，听音乐，可以调节大脑神经功能，使大脑的兴奋与抑制过程趋向平衡，促进消化，迅速消除疲劳而安眠，从而有益于身心健康。中医也认为，音乐可调养脏腑，宣通气血。五音应于五脏，不同的音乐，对人的情绪有不同的作用，而且对于脂肪肝、高血压、缺血性心脏病、糖尿病、神经性头痛及各种神经官能症的治疗，均有调养作用。

脂肪肝患者听一些节律明快、旋律流畅的曲目，多有开畅胸怀、纾解郁闷之效，对疾病恢复大有好处。有些心理学家推荐一些名曲，认为它们在调节生理和心理方面有一定功能，并且有辅助治疗疾病的作用，如广东音乐《花好月圆》《欢乐舞曲》和国外名曲中穆索尔斯基的钢琴组曲《展览会中的图画》、泰勒曼的《餐桌音乐》、莫扎特的《嬉戏曲》，具有帮助脂肪肝患者恢复的作用。

音乐疗法的基本内容分调节情志、养心益智和娱神益寿三个方面。调节情志法主要是通过音乐以调节情志，主要用于身心病症的防治，重点在于使人养成高雅的道德情操，乐观豁达的胸襟，开朗的性格，此乃防病抗衰、延年益寿之根本。可广泛用于各种慢性病的辅助治疗，无病者亦可以此养生保健、延年益寿。当然，要使音乐更好地发挥作用，必须因音乐内容，欣赏者的音乐修养及不同的病症而选择相应的乐曲，以求"辨证施治"，因人而异。尤其对于脂肪肝患者更是如此。

第6招　用药宜与忌——脂肪肝患者须知四

01　常用能降脂祛除脂肪肝的中药

食物是最好的药物，对于脂肪肝患者，我们需要经常在粥、酒、茶之中加入一些药物，制成既能治病，又能调养的药粥、药酒、药茶。那么什么样的药物最具有这方面的功效呢？动物试验及临床研究发现，许多单味中药制剂及复方制剂皆有不同程度的减肥降脂和防治脂肪肝的作用。常用的有如下几种。

◎荷叶

夏季，正是荷花飘香的季节，迎骄阳而不惧，出淤泥而不染的荷花一直是诗人墨客歌咏绘画的题材。相传在东晋末年，南朝陈霸先当皇帝之前，曾率兵镇守京口重镇，当时，他与北齐的军队对峙两个多月，酷暑难当，城内军民又缺粮，形势非常危急。老百姓听说后，纷纷支援陈军，用荷叶包饭，再夹上蔬菜，送进城里。这荷叶饭香味扑鼻，既消暑又果腹，陈军吃了后士气为之一振，结果打了个胜仗。按中医的说法，荷叶与饭共煮，有生发元气，调理脾胃，清热解暑的功效。

中医认为荷叶苦、涩、平，归心、肝、脾经。功能清热利湿。不良反应小，尤宜于暑天减肥，可入汤剂、丸、荷叶粥，适宜于脾虚湿阻或肝热湿阻型脂肪肝患者。现代中药研究表明，荷叶有降血脂作用，对治疗脂肪肝、高脂血症、动脉粥样硬化、冠心病有较为明显的疗效。据报道，某医疗机构以荷叶煎剂治疗高脂血症235例，降胆固醇有效率为

55.8%～91.3%，平均下降1.01毫摩尔/升；三酰甘油平均下降0.86毫摩尔；降低β-脂蛋白有效率79.1%，平均下降0.83毫摩尔/升。以荷叶制成的荷叶片，按每日3次，每次4片量服用，降胆固醇及三酰甘油的有效率分别为86.6%和83.4%，血胆固醇平均下降1.70毫摩尔/升，三酰甘油下降0.67毫摩尔/升。

所以，在食欲不佳的夏季，有脂肪肝的人不妨学学古人，用荷叶包住事先煮好的糯米和莲子，加上些青菜、蘑菇、碎肉或海鲜，再按您的口味加上佐料，在锅中蒸上20分钟，这样清香扑鼻的荷叶莲香饭就做成了，不但美味，而且是消除脂肪肝的良药。

◎茯苓

茯苓是用途极广的中药材，又是一种食品。在我国，茯苓是茯苓糕、饼的主要原料，同时亦是与粥煮食的佳品。它具有益脾胃、安神宁心、利水渗湿等功效，是治疗体虚浮肿、孕妇腿肿、小便淋沥、梦遗白浊、脾胃虚弱、食少便溏、四肢无力、咳嗽、多痰、慢性胃炎、恶心、胃口不好、头昏、心神不安、健忘、心悸、失眠、腹中冷癖、水谷阴结、心下停痰、两胁痞满、按之鸣转、逆害饮食、暴食停滞、腹痛不止、小儿伤风咳嗽、水痘等多种疾病的主要配伍药。因此，在《神农本草经》里，把它列为上品，在我国已有很久的药用历史。

中医认为，茯苓味甘、淡，性平，能利水渗湿、健脾和胃、宁心安神，入心、脾、肾三经，利小便、清湿热，可减肥、降血脂、抗动脉粥样硬化和防治脂肪肝。适宜于脂肪肝而有热湿阻滞者，对体虚或热象不明显者需与其他中药配伍，以拮抗其寒性。茯苓不同部位药用效果不一样，茯苓皮偏于利水消肿；赤茯苓（即去皮后内部淡红色的部分）偏于清利湿热；茯神（抱木而生、切片中央有木心的茯苓，疗效最好，较为名贵）和朱茯苓（即加朱砂粉的茯苓片）则偏重于安神。云南省出产的茯苓品质优良，在国内享有盛名，称之为"云苓"。国内以安徽、湖北及河南出产较多。

◎黄芪

黄芪是豆科植物，它是一味常用的中药。它的主要药理作用是"益气固表"，可以"利水"，也可以"托毒生肌"。什么是"益气"呢？凡是中医认为是"气虚""气血不足""中气下陷"的情况，都可以用黄芪。平时体质虚弱，容易疲劳，常感乏力，往往是"气虚"的一种表现；贫血，则常属"气血不足"；而脱肛、子宫下坠这些病状也常被认为是"中气下陷"，有上述症状的人，冬令吃些黄芪有益处，当然最好是在医生的指导下服用。需要说明的是消除脂肪肝的方中常用黄芪，以作补气健脾利湿之用，尤其适合于中老年之脂肪肝合并有冠心病、糖尿病、肾脏病、肥胖患者使用。对于脂肪肝患者，如果出现气虚的中医征象，应在医生的指导下，针对个人体质不同适量服用，黄芪的吃法很多，现介绍几种。

（1）每天用黄芪30克左右，水煎后服用。或水煎好后代茶饮用。用黄芪30克，加枸杞子15克，水煎后服用，对气血虚弱的人效果更佳。

（2）取黄芪50克左右，煎汤以后，用煎过的汤液烧饭或烧粥，就变成黄芪饭、黄芪粥，也很有益。

（3）还有些人喜欢在烧肉、烧鸡、烧鸭时，放一些黄芪，增加滋补作用，效果也不错。

◎绞股蓝

绞股蓝系双子叶纲葫芦科绞股蓝属植物，中药名为七叶胆。在日本，被誉为"福音草"。内含多种对人体有益的皂苷、维生素和氨基酸。研究表明，绞股蓝活性成分具有降血脂、降血糖、抗肿瘤、抗衰老、保护肝及增强机体免疫功能等作用，对高脂血症、高血压、冠心病、糖尿病、肿瘤等病症具有良好的防治效果。制成保健饮品饮用，味道纯正且极具保健价值，被誉为中国"南方人参""抗癌新秀"。祖国医学认为，绞股蓝味苦、性寒、无毒。民间多用于消炎解毒、止咳祛痰，产区人民在夏季采其茎叶煎水做清凉饮料。

现代中药研究发现，绞股蓝能降血脂、降血压、增加冠状动脉和脑血流量，在防治脂肪肝、高脂血症、动脉粥样硬化、高血压、冠心病、中风、糖尿病及肥胖症等方面疗效显著。临床研究中，用绞股蓝冲剂对42例高脂血症患者治疗1个月，血清胆固醇和三酰甘油明显降低，高密度脂蛋白-胆固醇有所提高。动物试验研究中发现，用绞股蓝的提取液喂养大白鼠，对胆固醇、β-脂蛋白的代谢有促进作用，长期服用能加速脂类代谢，但又未超越正常范围。有学者认为，这种改变可能是加速胆固醇转成维生素D、胆汁酸和高密度脂蛋白的合成引起的。另外，绞股蓝显著降低血脂的作用与抑制脂肪细胞产生游离脂肪酸及合成中性脂肪有关。

◎三七

三七又名田七，明代著名的药学家李时珍称其为"金不换"。三七是中药材中的一颗明珠，清朝药学著作《本草纲目拾遗》中记载："人参补气第一，三七补血第一，味同而功亦等，故称人参三七，为中药中之最珍贵者。"扬名中外的中成药"云南白药"和"片仔癀"，即以三七为主要原料制成。三七属五加科多年生草本植物，因其播种后三至七年挖采而且每株长三个叶柄，每个叶柄生七个叶片，故名三七。其茎、叶、花均可入药。

三七具有"生打熟补"功效，即服生三七，能活血化瘀，消肿止痛，参治跌打损伤有效；服熟三七（用鸡油或其他油将生三七炸黄即成熟三七），能补血强身。经科学研究并通过临床试验证明：三七与人参一样，含有四环三萜等补养成分，而且比人参含量还高，三七所含的酮类化合物，能促进血液循环，扩张冠状动脉，降低心肌耗氧量，减轻心肌工作负担。用三七治疗由冠心病引起的胸闷、心绞痛及降低胆固醇和血脂效果甚好。日本医学界还认为三七有抑制癌症的作用。中成药三七脂肝丸就具有明显的降血脂作用，总有效率达93.67%，其中甘油酯有效率为96.23%，血清胆固醇有效率为92.62%，ALT复常率为79.41%，说明其具有较明显的保肝降酶作用。由此可见三七对脂肪肝的防治作用是不可忽视的。

小贴士

如何选择三七，识别其品质？三七分"春三七"和"冬三七"两种，这是以采收季节来区分的，在结籽之前采收的为春三七，结籽以后采收的为冬三七。以春三七的品质为佳，选择个大、体重、色好、光滑、坚实而不空疤者为最好。冬三七皱纹较多，质量次之。

◎泽泻

泽泻为泽泻科植物泽泻的干燥块茎，生长于沼泽地，其功善泻，故名。现代中药研究表明，泽泻有良好的降血脂作用；国内外对高脂血症的临床和试验研究均提示本品的降血脂作用明显；另据国外报道，泽泻有抗脂肪肝作用，对低蛋白饲料所致大鼠脂肪肝及四氯化碳引起的肝损伤亦有疗效。在制剂研究中，已有泽泻降脂片等用于临床，泽泻降脂片每片含醇提取物干浸膏0.2克，每日3次，每次1～3片，饭后服。用于防治高脂血症、动脉粥样硬化，亦可用于防治单纯性脂肪肝。在一般情况下，应用泽泻降脂，两周即可见效，能使总胆固醇、三酰甘油、β-脂蛋白明显下降。

小贴士

　　泽泻中含有泽泻醇类物质，可引起食欲下降，肠鸣增强，其中的刺激性物质，过量内服后可引起胃肠炎。大剂量服用后会出现恶心、呕吐、腹痛、大便次数增多、肝功能异常、血尿，严重时引起呼吸麻痹。还可出现皮疹、瘙痒，外用可致发疱性皮炎。长期应用会导致水、电解质紊乱，对肝肾造成损害。

◎人参

　　人参，为五加科多年生草本植物人参的根，野生的称野山参，栽培的称园参。商品园参主要有：红参、边条参、糖参、白人参、生晒参、白干参、掐皮参等。中医学认为，人参性味甘、微苦，温，入脾、肺二经。有大补元气、固脱生津、安神养心等药用功效。人参皂苷是其生物活性的物质基础，据分析测定，不同产区的人参茎叶中总皂苷虽有多少之别，但都不同程度地高于参根的含量。这一发现，使人参茎叶与参根摆到同等的位置，发挥其重要的医疗保健作用。令人惊喜的是，经现代科学研究和动物试验证实，人参具有双向调节作用，可改变机体的反应性，增强机体对有害因素如毒物等的防御能力。这在人参对血脂的双向调节功效上，呈现得十分清楚。

　　在现代研究中，发现人参具有明显的降脂及抗动脉粥样硬化作用。人参皂苷可促进正常动物的脂质代谢，使胆固醇及血中脂蛋白的生物合成、分解、转化、排泄加速，最终可使血中胆固醇降低，而当动物发生高胆固醇血症时，人参皂苷均能使胆固醇下降。动物药理试验研究中发现，给喂饲高胆固醇饲料的大鼠用红参提取物（相当每日100毫克／100克体重）或人参皂苷（每日2.5毫克／100克体重）灌胃，结果使血清总胆固醇、三酰甘油和非酯化脂肪酸明显减少，血清高密度脂蛋白－胆固醇明显升高，动脉粥样硬化指数明显降低，血清磷脂增加，而血清脂类过氧化物无明显变化。

中药临床应用研究证实，人参对健康人及高脂血症患者均有降血脂作用。特别是人参皂苷Rb2能改善血脂，降低血中胆固醇，降低血中三酰甘油，升高血清高密度脂蛋白－胆固醇，降低动脉硬化指数，以及明显抗肝损伤、抗脂肪肝作用，对于高脂血症、脂肪肝、血栓证和动脉硬化等病证有治疗价值。临床应用人参5倍浓缩浸膏每日40毫克，对上百例高胆固醇血症患者进行治疗，有良好的疗效。人参防治脂肪肝、高脂血症的明显效果，已为大量事实所证明，尤其适宜中老年高脂血症并发脂肪肝患者选择应用。

◎党参

党参，因其故乡在上党而得名。全国不少地方都种植党参，党参的种类达数十种之多，但是，晋东南与忻州地区出产的党参最受欢迎。明代医学家李时珍《本草纲目》把党参列入人参条目之内。其实，以植物学分类来看，党参不同于人参，党参属桔梗科，而人参属五加科，生长的形状也不同。从医药效能上看，二者功用相近，但人参的药用价值大于党参。党参的用途很广，以根入药，性平味甘，具有补中益气的功能，适用于中气虚弱、脾虚泄泻、食少便溏、面黄浮肿等症。

现代医学研究证明党参具有抗肝损伤作用。党参在防治肝病的临床应用中，主要配合黄芪、白术、当归治疗气血亏损，脾虚湿盛，脾胃阳虚型慢性肝病。服药后，多数患者自觉症状减轻，食欲、精神、面色、体重、肝功能等方面明显改善。党参也可显著增强巨噬细胞吞噬功能，与黄芪、灵芝合用，则效果更好。党参能改善因化疗、放疗肿瘤所致的白细胞下降，同时还有升高血糖和促进血液凝固的作用。对于脂肪肝患者，如果具有脾胃虚弱、中气不足、纳少便溏，或肺虚咳喘、气短乏力，或血虚萎黄，或气血两虚、热伤气津、汗出体倦、心烦口渴的症状即可应用。

◎何首乌

何首乌自古以来就分为赤、白两个品种，赤首乌国内外都有生长，白首乌是世界上唯一生长在中国的物种。古籍记载，何首乌用于晚唐，盛行于早明，沿用至今，因其有益肝肾、补精血、抗衰老之功效，被历代名家视为摄生防老珍品。何首乌补肝肾、益精血、乌须发，对于白发是特效产品，只要您坚持服用，肯定会有意外的惊喜。它又是药食同源的产品，所以适合长期服用，没有任何的不良反应，久服能轻身延年。

中医认为何首乌具有润肠通便、解毒消肿的功效。这是因为何首乌含有蒽醌类物质，故具轻泻作用，由于何首乌能抑制脂肪与糖类在肠道的吸收，并促进其排泄，从而起降脂减肥作用，适用于单纯性脂肪肝、大便偏干或便秘及身体较壮实者使用。

除此之外，何首乌还含有保护人体免疫器官结构完整，调节和增强细胞免疫作用的甾体酯甙；富含磷脂类，其中以卵磷脂、肌醇磷脂及脑磷脂含量较高；含有预防老年人动脉粥样硬化作用的不饱和脂肪酸，其中以亚油酸含量最高，尚有其他不饱和脂肪酸；有丰富的营养成分，包括多糖、粗脂肪、蛋白质、淀粉和九种不同维生素，其中B族维生素含量较高；有人体必需的氨基酸，氨基酸含量和西洋参相近，尤其精氨酸含量最高；有人体必需的无机盐和微量元素，其中以钾、磷、镁、铜、硒等含量较高。这些成分对于脂肪肝患者同样具有极大的益处。

◎枸杞子

枸杞全身是宝，根、叶、花、茎都有保健价值，正如人们所说："根茎与花实，收拾无弃物。"枸杞果实中富含甜素碱、胡萝卜素、核黄素、硫胺素、维生素C、烟酸、抗坏血酸、钙、铁、磷等多种营养成分，长期服用能抗癌保肝、生精益气、治虚安神、补肾养血、明目祛风、益寿延龄，既是中药里的珍品，又是益身健体的食品。唐代著名诗人刘禹锡赋诗赞美说："上品功能甘露味，还知一勺可延年。"在枸杞种植园，每当夏季来临，叶腋中生出淡紫色的小花，艳丽多姿；深秋时节，绿枝茂密，蔓条上缀满光闪闪、红彤彤，玲珑剔透，貌若樱桃、状似耳坠的果实，灿烂夺目，令人流连忘返。

现代药理研究证实，枸杞子有补益肝肾、养血明目、防老抗衰等功效，还有护肝及防治脂肪肝的作用。枸杞子中含有一种有效成分——甜茶碱，对治疗肝疾病有效。它的叶、果实和根皮里均含丰富的甜茶碱，有抑制脂肪在肝细胞内沉积，促进肝细胞再生的作用。对于肝病患者，枸杞子中的甜茶碱能防止肝内过多的脂肪贮存，有防治脂肪肝的作用；其叶中所含的叶绿素也有助于肝的解毒，同时还能改善肝功能。除此之外，枸杞子对特异性、非特异性免疫功能均有增强作用，具有免疫调节作用；枸杞子有抗氧化、抗衰老作用；枸杞子有保肝及抗脂肪肝的作用；能刺激机体的生长，对某些遗传毒物所诱发的遗传损伤具有明显的保护作用；枸杞子对造血功能有促进作用。枸杞子能影响下丘脑－垂体－性腺轴功能，并有较好降血糖作用；枸杞子可增强生殖系统功能，加强离体子宫的收缩频率、张力及强度；枸杞子可增加小鼠皮肤羟脯氨的含量，显著增强小鼠的耐缺氧能力，延长其游泳时间，抗疲劳；枸杞子还有一定降压作用。

小贴士

食用枸杞子保肝，一定要长期坚持，每天吃一点，才能见效。任何滋补品都不要过量食用，枸杞子也不例外。一般来说，健康的成人每天吃 20 克左右的枸杞子比较合适，如果想起到治疗的效果，每天最好吃 30 克左右。

◎决明子

决明子是一种中草药材，中药决明子也叫草决明、还瞳子、狗屎豆、假绿豆、马蹄子、千里光，为豆科草本植物决明或小决明的成熟种子，味苦、甘而性凉，具有清肝火、祛风湿、益肾明目等功能。除药用成分外，决明子还含有多种维生素和丰富的氨基酸、脂肪、碳水化合物等，近年来其保健功能日益受到人们的重视。

中医认为决明子的功能为清热明目、润肠通便，药理试验表明有降压、降血脂、减肥、抑菌等作用。决明子为药食两用之品，民间炒后泡茶饮，有轻泻作用，可干扰脂肪与糖类的吸收，所以，决明子被当作防治脂肪肝最常用药物之一。对于脂肪肝伴有习惯性便秘患者，可取单味炒决明子或已打碎的决明子15克，直接泡茶饮用，直至茶水无色；对于脂肪肝伴有阴虚血少者，可加入枸杞子9克、杭白菊、生地黄各5克一同泡服；老年脂肪肝患者饮用决明茶，不仅有助于大便通畅，还能起到明目、降压、调脂等保健功能。需要注意的是，气虚严重及便溏者不宜使用本品。

◎银杏叶

银杏叶，为银杏科落叶乔木银杏的树叶，具有许多保健功能。科学试验表明：银杏叶含有30余种黄酮类化合物及萜类、酚类、各种微量元素和氨基酸等有效成分。这些成分有降低血清胆固醇，增加冠状动脉血流量，改善心脑血管循环，解除平滑肌痉挛，松弛支气管和抑菌等作用。银杏叶中维生素C、维生素E、胡萝卜素及钙、磷、硼、硒等矿物元素含量十分丰富，超过一般水果蔬菜及可食植物原料。生物抗氧化剂是机体内直接和间接的具有抗氧化功能的一类物质，在银杏叶中含有两类抗氧化剂——营养性抗氧化剂及非营养性抗氧化剂。前者主要有胡萝卜素、维生素C、维生素E、硒、锌、铜等，后者主要有银杏黄酮、萜内酯、儿茶素、多酚类等，且含量也十分丰富，它们在保护机体不受自由基所致的氧化损伤方面具有十分重要的作用。因此，银杏叶集营养、保健功能为一体，将银杏叶作为高营养、保健功能价值的资源加以开发利用，对于提高银杏叶综合利用率有重要意义。

中医学认为，银杏叶具有银杏的性味特征，甘、苦、涩、平，无毒，入肺、肾经。现代中药研究表明，银杏叶中的活性成分有降低血清胆固醇的作用。临床观察认为，银杏叶等制剂无特殊不良反应，对肝及转氨酶影响不大，不妨碍继续服药，对治疗高脂血症确有一定作用，并可用于治疗脂肪肝、肥胖症等。

◎陈皮

陈皮是放久了的橘子皮，陈皮在药用上有理气、健胃、祛湿、祛痰的功效。中药的"陈皮半夏汤""二陈汤"主要是靠陈皮治病的。以陈皮为主要成分配制的中成药，如川贝陈皮、蛇胆陈皮、甘草陈皮、陈皮膏、陈皮末等，是化痰下气、消滞健胃的良药。青皮在中药店或医院的中药房有卖，相当于未成熟的橘皮，但是不能直接用未成熟的橘皮代替，因为它要由未成熟的橘皮经过炮制而来。临床上相当多的脂肪肝患者有一种消化不良表现，表现为慢性腹泻，腹痛不太明显，伴有嗳气，口腔、肠道排出的气体及大便均有明显的酸腐食物味道，这是因为饮食过度，胃肠一时接受不了导致胃肠功能紊乱。此时应该进清淡的饮食，如粥类和清汤面，少吃含动物油较多的食品和煎炸食品；同时可以用生姜3片、大枣3颗，加陈皮1～2片煮汤，或者泡水服用，次数不限，既可以暖胃，又能起到调理胃肠的作用。

◎冬虫夏草

冬虫夏草性甘温，为麦角菌科植物冬虫夏草菌的子座及寄主蝙蝠蛾昆虫幼虫尸体的复合体。冬虫夏草具有养肺阴、补肾阳的功效，为平补阴阳之品，用于肺痨咳血、阳痿遗精等症。病后体虚不复，自汗畏寒等，可以用冬虫夏草同鸭、鸡、猪肉等炖服，有补虚扶弱之效。冬虫夏草具有强身延年，耐缺氧，降血脂，抗菌解毒，镇静安神，调节免疫，平喘祛痰，抗癌，增强心血管、血液、肝、肾功能的作用。常用于治疗老年虚证、痰饮喘嗽、自汗盗汗、阳痿遗精、腰膝酸痛、病后久虚等症。更为重要的是人们发现冬虫夏草对疾病性疲劳起到了预防作用，同时也对非疾病性的疲劳起到了防治的作用。这是因为人的身体在经过运动或劳累之后，肌肉组织内就会堆积大量的乳酸和代谢产物，而冬虫夏草能调节人体内分泌、加速血液的流动，进一步促进体内的新陈代谢活动趋于正常，并迅速清除乳酸和新陈代谢的产物，使各项血清酶的指标迅速恢复正常，达到迅速恢复机体功能的效果。因此，冬虫夏草作为养生保健的中药，受到了许多人的欢迎。

◎蒲黄

蒲黄，古称蒲厘花粉，又名蒲花，为香蒲科植物水浊香蒲、东方香蒲、蒙古香蒲、宽叶香蒲、狭叶香蒲（长苞香蒲）或同属植物的干燥花粉。中医学认为，蒲黄性味甘、平，归肝、心经，有止血、活血、散瘀等功效。现代中药研究结果证实,蒲黄具有降血脂和防治动脉粥样硬化的作用。近年来，科学工作者对蒲黄的降血脂和防止动脉粥样硬化作用进行了较多的研究，很多试验证明，蒲黄及其有效成分能降低血清胆固醇，防治试验性动脉粥样硬化发生，而且这在病理基础上也得到了证实。从蒲黄对高脂血症脂质成分组成的影响，可以看出对照高脂组的血清胆固醇明显高于应用蒲黄的高脂组，这也证实了蒲黄的降脂作用。

蒲黄用于家庭食疗、药膳防治脂肪肝、高脂血症时，应注意蒲黄治疗量口服无明显不良反应，但蒲黄可收缩子宫,故孕妇不宜服用。对于脂肪肝、高脂血症患者来说，相当一部分是中老年患者，因而在日应用量上不宜过大，若单味用药应控制在 30 克以内，若与有降脂功效的药食兼用之品配伍应用，蒲黄服食量还应再减少一些，日服食量以 10 ～ 15 克为宜。

◎女贞子

女贞子，又名女贞实、冬青子为木樨科常绿灌木或小乔木植物女贞子的成熟果实。中医学认为，女贞子性味甘、苦，凉，归肝、肾经，有滋补肝肾之阴的功效。动物药理研究结果表明，女贞子有降血脂作用，特别是对冠状动脉粥样硬化斑块有明显的消退作用。有资料报道，女贞子所含的齐墩果酸有对抗四氯化碳引起的急慢性肝损伤，防止肝脂肪变性及肝硬化，促进肝细胞再生，降低血清转氨酶活性，减轻黄疸，以及具有强心、利尿等作用。中医临床应用单味女贞子蜜丸治疗高脂血症疗效满意，降低血清总胆固醇有效率为 70.6%，其最大下降幅度为 2.12 毫摩尔／升；降低血清 β- 脂蛋白有效率为 91.6%，最大下降幅度为 5.06 毫摩尔／升。由中药女贞子、枸杞子、红糖研制成的降脂冲剂，用于临床，对各种高脂血症均有极显著的疗效，其降三酰甘油及 β- 脂蛋白之疗效与西药氯贝丁酯相似，降胆固醇的功效却优于氯贝丁酯，且无氯贝丁酯的诸多不良反应。动物药理试验还证实，女贞子所含亚油酸可改变胆固醇在体内的分布，使其较多地积存于一般组织，从而减少在血液中及在血管壁的含量，起到降低血脂和减少动脉粥样硬化发生率的作用。

◎茵陈

茵陈，即茵陈蒿，有绒蒿、细叶蒿、野兰蒿等别名，为菊科多年生草本植物茵陈蒿或滨蒿的幼苗。中医学认为，茵陈性味苦、辛，微寒，归肝、胆、脾、胃经。有清热利湿、利胆退黄、护肝祛脂等功效。现代药理试验研究结果表明，茵陈有明显的降酶护肝作用。茵陈由于含有丰富的锌、锰等机体所必需的微量元素，这些微量元素参与酸的组成，调节酶的活性，直接参与机体的核酸、糖、脂肪、蛋白质代谢，因而有促进肝细胞再生，保护肝细胞膜的完整性和明显的保肝降酶作用。国内有

脂肪肝康复自我调养

学者报道，从北茵陈中分离的胆碱有抗脂肪肝作用。中医现代临床研究报道，每日以茵陈 15 克，用沸水冲泡，代茶饮，连续饮服 1 个月为 1 个疗程，治疗高脂血症 82 例。结果，胆固醇平均下降 1.10 毫摩尔 / 升，平均下降率 14.3%。研究结果还表明，血清胆固醇较高者，其降脂作用更为明显。茵陈不良反应较少，仅 1 例服后因恶心而停药。另有研究资料报道，用茵陈片治疗高脂血症 21 例，其中高胆固醇血症 10 例，血清胆固醇平均下降 2.51 毫摩尔 / 升；高三酰甘油血症 18 例，血清三酰甘油下降 0.72 毫摩尔 / 升（63.72 毫克 %）。现代医学研究结果表明，茵陈具有利胆、降酶、保肝护肝、降脂降压，以及抗凝、扩张冠状动脉、增加冠状动脉血流量等作用，且用于中老年防治肝胆系疾病、高脂血症、脂肪肝等病证有较好的效果。用于防治中老年上述病症的茵陈（干品）日饮服用量10 ～ 30 克，可以沸水冲泡代茶饮，或煎取浓汁，经过滤后饮服。

◎大黄

中医学认为，大黄性味苦，寒，归脾、胃、大肠、肝、心经。有泻下攻积、解毒祛瘀、清热泻火、止血活血等功效。现代中药药理研究表明，大黄具有降血脂和减肥作用。大黄对喂胆固醇的家兔血清总胆固醇升高有明显的抑制作用，血清总胆固醇与总磷脂明显下降；大黄所含的大黄多糖，可使蛋黄及高脂饲料诱导的高脂血症小鼠血清和肝总胆固醇、三酰甘油、过氧化脂质（LPO）明显下降。大黄醇提取物有明显的降低血清总胆固醇的作用，大黄水提取物（大黄煎剂）也有降脂作用。试验研究中还发现，大鼠长期服用生大黄或熟大黄（即制大黄）后，体重明显减轻。另有试验研究资料报道，（大黄）石油醚提取物降低胆固醇的作用不显著。有学者认为，其降血脂和减肥成分可能是蒽醌类、儿茶素类化合物，大黄多糖也具有这些作用。运用大黄防治脂肪肝、高脂血症的过程中，需要注意以下两点：其一，宜选用制大黄，且日剂量控制在 5 克以内，制大黄泻下力减弱，活血作用较好，对中老年瘀血证或不宜急下者尤为适合；治疗高脂血症非一朝一夕之事，需较长时间服食，尤其是中老年气血淤滞型、湿型内蕴型高脂血症患者，口服制大黄应限制在 1 ～ 3 克，既有助于坚持服食，又可获得较好的疗效。其二，中医认为，大黄属攻下药，泻下作用甚强。因此，妇女月经期、妊娠期及体弱者忌用或慎用；妇女哺乳期服大黄，婴儿食母乳后会引起腹泻，应予注意。

小贴士

　　大黄性味苦，寒，具有导泻、利胆、抗菌消炎、消脂、利尿、止血等功效。但需要说明的是大黄的消脂作用是有限的，还需要配合适当的运动、控制饮食等综合治疗才能奏效。在祖国医学上，大黄确实是味好药，但"是药三分毒"，大黄虽好，也不可久服，久服大黄可引发肝硬化、电解质紊乱等并发症，因而不可长期服用。

◎丹参

　　丹参，俗称"红根"，有血参、紫党参等异名，为唇形科多年生草本植物丹参的根。中医学认为，丹参性味苦，微温，入心、肝经，有活血化瘀、安神宁心、止痛除烦等功效。现代中药研究结果显示，丹参对血脂和动脉粥样硬化具有特定的作用，丹参注射液可使部分患者的胆固醇下降。有资料表明，用复方丹参液治疗 30 例患者，发现患者自觉症状改善的同时，过氧化脂质（LPO）的水平明显下降。现代研究表明，丹参有较强的保肝作用：丹参对急、慢性肝损伤有明显的防治作用，可抑制或减轻肝细胞变性坏死、炎症反应及肝硬化。其机制与改善肝内微循环有关，丹参为中药理血药，具有活血养血作用。古代文献记载丹参一味功同四物（即当归、川芎、白芍、熟地黄四味药材共组的千古名方——四物汤），已为现代医药研究所证实，丹参确是活血化瘀、降脂护肝的良药。

◎虎杖

虎杖，又名苦杖、酸杖等，为蓼科多年生草本植物虎杖的干燥茎和根。虎杖性味微苦，微寒，归肝、胆、肺经。有散瘀定痛、祛风利湿、止咳化痰、活血等功效。虎杖在治疗脂肪肝中表现有很强的保肝、利胆作用。中药现代研究结果表明，虎杖能抑制乙型肝炎表面抗原，并且认为与其所含蒽醌类物质及抗病毒作用有关。有报道，20%的虎杖液对乙型肝炎表面抗原有明显的抑制作用。有试验表明白藜芦醇甙对脂质过氧化物有很强的抑制作用，从膜水平证实了白藜芦醇甙有保护肝脏的作用，即其可抑制类脂过氧化物在肝的堆积，从而减轻肝损伤。现代中药研究表明，虎杖有降血脂作用。动物试验研究中发现，虎杖的有效成分，藜芦酚 -3- 葡萄糖甙能降低血脂，治疗高脂血症，特别是三酰甘油血症患者效果较好。它还可部分抑制高脂饮食引起的大鼠肝中脂质过氧化物的沉积，并能降低肝损害引起的转氨酶升高；尚可降低动物血压，扩张冠状动脉等。临床研究中，口服虎杖片（每片 0.5 克），每日 3 次，每次 3 片，治疗高脂血症 90 例，连服 6 周。结果表明：显效（总胆固醇下降≥ 20%，或三酰甘油下降≥ 30%，或高密度脂蛋白上升≥ 20%）46 例，占 51.5%；有效（总胆固醇下降≥ 10%，或三酰甘油下降≥ 20%，或高密度脂蛋白上升≥ 10%）28 例，占 31.1%。

小贴士

虎杖食疗防治脂肪肝、高脂血症时要注意以下几点：第一，以新鲜食用为好，如采用生食法，凉拌或腌渍等，均可获得较好效果。第二，如果要用煎煮等烹饪制作法，煨煮时间不宜过长，以免降脂有效成分受到破坏。虎杖的煎煮时间以 5 ～ 10 分钟为宜。第三，服用虎杖注意宜忌，《药性论》指出，"有孕人勿服"。这点应予重视。

◎柴胡

　　柴胡，又称山菜、菇草等，为伞形科多年生草本植物柴胡（北柴胡）和狭叶柴胡（南柴胡）的根或全草。中医学认为，柴胡性味苦，微寒，归肝、胆、心包络、三焦经，有解表退热、疏肝解郁、祛脂保肝等功效。中药现代药理研究结果证实，柴胡有较强的保肝利胆作用。柴胡制剂对伤寒疫苗、四氯化碳等所致的动物试验性肝损害有显著的抗损伤作用。现代临床中，应用柴胡及与柴胡配伍的制剂在治疗病毒性肝炎、高脂血症等与脂肪肝相关的病证中，均有较好的疗效，而且报道较多。柴胡注射液治疗高脂血症，每次肌内注射4毫升（含生药4克），每日1次，15～20日为1个疗程；也可服柴胡煎剂，每次20毫升（相当生药3克，加适量罗汉果调味），每日3次，3周为1个疗程。两种方法分别治疗高脂血症68例和86例，结果均表明有较好的降三酰甘油的作用，对胆固醇无明显影响。中医认为柴胡性升散，古人有"柴胡劫肝阴"之说，若肝阳上亢，肝风内动，阴虚火旺及气机上逆者忌用或慎用。

小贴士

　　除上面的中药外，当归、川芎、生地、防风、魔芋、白术等中药，均有不同程度的减肥、降低血脂、促进肝内脂肪消退，甚至保护肝细胞、防治肝纤维化之功效。临床上，可根据中医辨证施治的原则合理组方或选用单味成药，以减轻患者的症状，促进肝内脂肪消退，防治并发症。目前国内上市的许多减肥降脂药物、防治脂肪肝药物及保健品均含有上述一种或多种药物。

02　脂肪肝患者临床用药原则

不同脂肪肝患者病因各有不同，临床表现多样，变化较多，治疗时要根据不同类型、不同病程区别对待。慢性脂肪肝强调三分药治，七分调理；精神要愉快，生活有规律，注意合理安排饮食，反对过度补充营养而引起肥胖；除出现转氨酶显著上升时要卧床休息外，一般症状不多、转氨酶轻度升高时应适当活动。

脂肪肝在病程发展上有三个阶段，据此可有的放矢治疗：第一阶段是单纯性脂肪肝。调查显示，九成脂肪肝患者都处于这个阶段，这时是不需服药的，只要戒酒、控制体重、适当运动、改变不良生活方式即可。比如每周至少运动 3 次，每次运动时保持心率在 120 次 / 分钟以上半小时，长期坚持可阻止脂肪肝进一步恶化甚至完全治愈。第二个阶段为脂肪性肝炎。这个时期是治疗的关键，通过积极的综合治疗，也是可以治愈的。第三个阶段则是肝硬化。脂肪性肝炎如果治疗不当，只需 3 ~ 5 年的时间，就可发展到肝硬化，就应以肝硬化治疗。

03　脂肪肝患者宜补充的维生素

维生素是维持人体生命和健康必不可少的物质。它不能在人体内合成或合成的量很少，不足以满足人体的需要，所以必须由食物或药物提供。与脂质代谢，尤其是动脉粥样硬化和脂肪肝相关的维生素有维生素 B、维生素 C、维生素 E 和 β- 胡萝卜素。B 族维生素有防止肝脂肪变性及保护肝的作用；维生素 C 可增加肝细胞抵抗力，促进肝细胞的再生，改善肝脏代谢功能，防止肝脂肪变和硬化，增加肝解毒能力；B 族维生素和维生素 E 等参与肝脂肪代谢并对肝细胞有保护作用；维生素 A 和胡萝卜素可防癌和防治肝纤维化。因此，维生素在防治肝疾病，尤其是在脂肪肝的形成中起着极为重要的作用，应予以高度的重视。当肝受损时，各种维生素缺乏可反映出不同的病证。

一是当维生素 A 缺乏时，可出现眼干、夜盲、角膜软化、皮肤干燥等，宜食胡萝卜、绿叶蔬菜、牛奶、黄油、西红柿等。但如服用维生素 AD 胶囊，则应遵医嘱服用，以免引起维生素 A 中毒，出现嗜睡、头痛、皮肤瘙痒等。

二是当维生素 B 缺乏时，易出现舌炎、口疮、口角炎、阴囊皮炎、角膜溃疡、巩膜充血等，宜食各种谷物、豆制品、蛋类。

三是当维生素 C 缺乏时，早期可表现为乏力、食欲差、体重减轻、性情暴躁、下肢肌肉或关节疼痛；毛囊周围充血、溢血、紫斑，继之毛囊肿胀与肥厚，使皮肤更显粗糙；牙龈肿胀、发红、疼痛和出血，常伴有贫血、浮肿、伤口愈合缓慢，易继发感染。治疗方法是多食绿叶蔬菜及新鲜水果，或在医生的指导下口服维生素 C，亦可肌内注射或静脉注射。

脂肪肝患者通过饮食补充维生素时，尽量在两餐之间或饥饿时进食，可以萝卜、西红柿、黄瓜等代替水果，少吃干枣、柿饼等。黄豆芽、绿豆芽、麦芽、糠皮、豌豆苗、花生、各种豆类、鲜果、新鲜蔬菜中富含维生素 B_1（硫胺素）；小米、大豆、干酵母、豆瓣酱、绿叶菜、动物肉、乳、肝及禽蛋含较多维生素 B_2（核黄素）；豆类，新鲜绿色蔬菜，动物肝、肾、肉和酵母中含维生素 B_6、泛酸、烟酸较多。

小贴士

大量研究表明，烹调方法会影响食物中 B 族维生素的含量。如用急火清蒸时维生素 B_1 损失约 45%，而快炒时仅损失 13%，因此制作荤菜时尽可能采用急火快炒的方法。淘米搓洗可使大米中的 B 族维生素损失约 1/4；米饭先煮后蒸可使 B 族维生素损失 50%；煮稀饭加碱会使 B 族维生素全部破坏。煎炸时，食物中的维生素 B_1 几乎全部破坏，脂肪物质会出现具有致癌作用的烃类。所以上述制作方法均应避免。

04　补钙有益于脂肪肝的治疗

人体所含各种元素中,除碳、氢、氧、氮主要以有机化合物形式存在外,其他各种元素无论含量多少统称为矿物质,又称无机盐。食疗专家说,虽然矿物质在人体中仅占3.5%,但它在生命过程中起的作用却是不可估量的。因为宇宙间的一切物质,无论是有生命的,还是无生命的,都是由元素参与构成的,尤其是矿物质,它参与人体组织构成和功能的形成,是人体生命活动的物质基础。人体内约有50多种矿物质,我们经常提起的人体矿物质有钙、镁、钠、钾、磷、硫、氯、铁、铜、锌等,这些矿物质的功能各不相同,在人体内有不同的作用。

钙有助于降低血液中的胆固醇,防止心脏病的发作。科学研究表明,高钙食品能帮助正常人每天多排除饱和脂肪酸,使胆固醇总量下降,使俗称的"坏"的低密度脂蛋白下降,同时"好"的高密度脂蛋白维持较好的水平。

食疗专家提倡补钙应以食补为主,生活中调整膳食结构,这是消除钙缺乏最有效的途径。钙的食物来源以乳制品为最好,乳制品不但钙含量多,而且人体容易吸收利用。当膳食中的钙不能满足机体需要,引起中度和严重缺钙时才需要服用含钙药物和钙制剂。成人不分性别每天钙的标准摄入量为800毫克,孕妇1000～1500毫克。

05　补锌有益于脂肪肝的治疗

锌对机体代谢起着广泛的调节作用。大量研究证明,缺锌可引起血脂代谢异常。试验还表明,对缺锌大鼠进行适量补锌15天,血脂水平能完全恢复正常。这充分说明补锌是防治脂肪肝的有效方法之一。锌在自然界广泛存在,主要存在于海味及肉类食物中,一般含蛋白质较高的食物其含锌量都较高，如肉类、猪肝、家禽，在海产品中含量更高，如牡蛎、海蟹，在田螺、黄鳝中含量也不低；植物性食物不但含锌量较低，吸收率也差，并容易受到加工的影响，豆类如黄豆、绿豆、赤豆及坚果都含有一定量的锌；人的初乳锌含量较高，以后逐渐减少。当然，脂肪肝患者也可在医生的指导下补充适量的锌制剂。

06　补卵磷脂有益于脂肪肝的治疗

卵磷脂是近年新兴的保健品，被称为血管的"清道夫"，具有乳化、分解油脂的作用，可增进血液循环，改善血清脂质，清除过氧化物，使血液中的胆固醇及中性脂肪含量降低，减少脂肪在血管内壁的滞留时间，促进粥样硬化斑块的消散，防止由胆固醇引起的血管内膜损伤。在 20 世纪 60 年代，食疗专家在进一步的研究中证实，卵磷脂可预防和治疗动脉硬化，对脂肪肝患者的健康有积极作用。但同时指出，卵磷脂作为一种功能性的健康食品，虽然不是立即见效，但有着全面、长远、稳定的效果，同时又没有药物的不良反应，适合于脂肪肝患者使用。

07　补深海鱼油有益于脂肪肝的治疗

深海鱼油的主要成分是二十二碳六烯酸（DHA）和二十二碳五烯酸（EPA），具有降低胆固醇，预防心血管疾病，预防血栓形成、动脉硬化和脂肪肝，降低血液黏稠度，促进血液循环，消除疲劳，缓解痛风和风湿性关节炎等功能。DHA 和 EPA 是大脑、神经细胞及人体防御系统的重要组成部分，具有健脑益智、延缓衰老的功效。因纽特人生活在北极，他们常年的主要食物是鱼肉和鱼油，据说他们的胆固醇都不高，而且患脂肪肝、冠心病的概率也极小。所以脂肪肝患者可以适当服用深海鱼油。

08　脂肪肝用药为什么不宜过多过杂

脂肪肝患者用药切忌过多过杂，切勿有病乱投医，滥用药，忌换药太勤。选用活血化瘀药、抗纤维化和促进肝细胞消除脂肪药物时，一定要有医生指导。一般轻型脂肪肝预后良好，大多数通过饮食、运动可自愈，用药宜简；对重型脂肪肝要及时发现和治疗，在治疗上用药必须遵医嘱，切不可断续用药，用药期间要定期复诊检查，以确认脂肪肝进程和药物疗效；慢性脂肪肝的治疗是一个长期的过程，不可操之过急，只有按时服药，养成良好的生活习惯，运用综合性治疗方法，才能有效克制这个难治之证。

09　脂肪肝的中医辨证基本施治方

脂肪肝是现代疾病中较为常见的一种病症。随着对降脂中药的深入研究和开发利用，脂肪肝的中药治疗取得了可喜进展，且临床实践证实有显著疗效。脂肪肝的发病机制以气滞血瘀为本，肝胆湿热为标，饮食不节、情志抑郁、肝失疏泄为诱因，以气滞于内、肝络阻塞、脾失健运、浊壅不行、气血痰瘀互结于胁下而为病。故常以治之。

（1）脾虚痰盛型

临床症状：面色淡黄，体形丰满，肢体倦怠，头身沉重，眼睑浮肿，或下肢浮肿，腹胀食少，咳嗽有痰，尿少便溏。舌质淡，舌体胖，舌苔白腻或白滑，脉滑。

治则治法：治以健脾祛痰。

选方用药：方用二陈汤加味。陈皮10克，法半夏10克，茯苓10～12克，竹茹10克，胆南星6～10克，杏仁10克，白术6～10克，甘草3～6克，白金丸6～10克（分服）。

（2）湿热内蕴型

临床症状：面色无华，烦渴口干，渴不欲饮，或饮下不适，腹脘痞满，腹大浮肿，纳呆呕恶，肢体困重，肢体或眼睑有黄色瘤，尿黄便燥或便溏恶臭。舌质红，舌苔黄腻，脉滑数或濡数。

治则治法：治以清热利湿。

选方用药：方选清脂汤。生决明子 10 ～ 15 克，荷叶 10 ～ 12 克，泽泻 10 ～ 12 克，茯苓 10 ～ 15 克，菊花 10 ～ 12 克，忍冬藤 10 ～ 15 克，薏苡仁 10 ～ 15 克，玉米须 10 克。

（3）肝火炽盛型

临床症状：面红目赤，烦躁易怒，头痛头晕，口干口苦，胸胁胀满，小便黄赤，大便干燥。舌质红，舌苔黄，脉弦数。

治则治法：治以清肝泻火。

选方用药：方选龙胆泻肝汤加减。龙胆 3 ～ 6 克，栀子 6 ～ 10 克，黄芩 10 ～ 15 克，生地黄 10 ～ 15 克，泽泻 10 ～ 12 克，木通 6 ～ 10 克，车前草 10 ～ 15 克，柴胡 10 ～ 12 克，当归 10 ～ 12 克。

（4）胃热腑实型

临床症状：形胖体实，消谷善饥，喜食厚味，口渴欲饮，大便秘结。舌质红，舌苔黄厚腻，脉弦有力。

治则治法：治以清里通腑。

选方用药：方选大承气汤加减。川大黄 10 ～ 12 克，厚朴 6 ～ 10 克，枳实 10 ～ 12 克，黄芩 10 ～ 12 克，胡黄连 6 ～ 12 克，芒硝 10 克，栀子 10 ～ 12 克。

（5）阴虚阳亢型

临床症状：头晕目眩，耳鸣，失眠多梦，肢体麻木，口渴。舌质红，舌苔黄，脉弦。

治则治法：治以滋阴降火。

选方用药：方选降脂汤。制何首乌 30 克，山楂 30 克，杭菊花 20 克，女贞子 20 克，旱莲子 15 克，生大黄 6 克（后下）。

（6）肝肾阴虚型

临床症状：体倦乏力，眩晕耳鸣，消瘦口干，腰酸腿软，肢体麻木。舌质红，少苔或无苔，脉细弱。

治则治法：治以滋补肝肾。

选方用药：方选调脂汤。黄生地 30 克，山药 15 克，泽泻 15 克，茯苓 10～15 克，牡丹皮 10 克，山茱萸 15 克，生山楂 30 克，枸杞子 15 克，杭菊花 10 克。

（7）脾肾两虚型

临床症状：体倦乏力，腰酸腿软，腹胀纳呆，耳鸣眼花，尿少浮肿，月经失调。舌质红，舌苔薄白，脉沉细。

治则治法：治以健脾补肾。

选方用药：方选清脂汤。生何首乌 10～12 克，菟丝子 12～15 克，女贞子 10～12 克，淫羊藿 10 克，生地黄 10～12 克，泽泻 10～15 克，黑芝麻 10～12 克。

（8）气滞血瘀型

临床症状：胸闷气短，或心前区疼痛，痛有定处，动则加剧。舌质紫黯有瘀点或瘀斑，脉弦。

治则治法：治以活血理气。

选方用药：方选冠心Ⅱ号方加味。丹参 10～15 克，川芎 10～15 克，郁金 10～12 克，红花 10～15 克，生蒲黄 10～12 克（包煎），茺蔚子 10～12 克，生大黄 6～10 克。

10　现代名中医治疗脂肪肝医方解

（1）何首乌延寿汤（童琦燕）

药物组成：何首乌、豨莶草、女贞子各 15 克，菟丝子、杜仲、牛膝、墨旱莲、桑叶、忍冬藤、生地黄、桑葚、黑芝麻各 10 克，金樱子 12 克。

主治：脂肪肝、高脂血症。

方解：何首乌延寿汤源自《世补斋医书》。功效：调补肝肾。主治肝肾不足诸证。现代中药药理研究，方中何首乌、豨莶草、女贞子、墨旱莲降低试验性动脉粥样硬化动物的血清胆固醇，阻止胆固醇在肝内沉积，阻止类脂质在血清滞留或渗透到动脉内膜，故有减轻动脉粥样硬化的作用；何首乌、豨莶草有明显改善微循环的作用，有纤溶活性，促使纤维蛋白裂解，可抑制血栓的形成；豨莶草有降压和血管舒张作用；杜仲、忍冬藤降低血清胆固醇、三酰甘油，尚有改善冠状动脉的供血作用。牛膝降低血清胆固醇、三酰甘油，可使血液黏度下降；生地黄对胆固醇、三酰甘油、血压均有下降作用；菟丝子、桑葚、生地黄对三酰甘油的降低有明显意义。诸药合用于高脂血症、高脂蛋白血症疗效满意确切。

（2）颜氏降脂方（颜德馨）

药物组成：黄芪、生蒲黄、海藻、水蛭、苍术、虎杖。

主治：脂肪肝、高脂血症。

用法：每日 1 剂，水煎 2 次分服。

方解：黄芪为补气之要药，补气健中，气行则血行。现代研究表明，黄芪有扩张血管，促进血液循环，降低血液黏滞性等作用；丹溪谓苍术能治"六郁"，乃治脾要药，《本草正义》说其善行"能彻上彻下，燥湿而宣化痰饮"，黄芪伍苍术补气健脾，复脾升清降浊之能，且补而不滞，可谓治本；生蒲黄活血化瘀，药理研究证实，含有较多的植物固醇，可与胆固醇竞争脂化酶，减少胆固醇的吸收；虎杖化瘀泄浊；海藻软坚化痰，三者配合能使瘀去痰消，可谓治标；水蛭逐瘀通络而不伤血，引诸药直入血分可谓佐使。全方体现了标本兼治的治疗思路。

（3）自拟降脂方（郑绍周）

药物组成：山楂、女贞子、决明子各15克，泽泻30克，蒸首乌20克，水蛭12克。

加减：痰浊壅盛者加半夏10克，陈皮12克，茯苓25克，胆南星6克；肝肾亏虚者加杜仲、枸杞子、牛膝各15克；气滞血瘀者加丹参20克，郁金、川芎、赤芍各15克。

主治：脂肪肝、高脂血症。

方解：何首乌性味苦甘、涩、温，归心肝肾经。《本草备要》记载何首乌"补肝肾，涩精，养血祛风，为滋补良药。"药理证实，蒸首乌有效成分含蒽醌衍生物，可有效减少和阻止内类脂质的吸收，促进脂类物质的转运和代谢，抑制类脂质在血中滞留或渗透到动脉内膜；女贞子性味甘、苦、凉，入肝肾经，具有养阴气、平肝火、滋补肝、肾等功效。药理证实，女贞子所含亚油酸属不饱和脂肪酸，可改变胆固醇在体内的分布，使其较多的沉积于一般组织，从而减少在血和血管壁中的含量，起到降低血脂的作用；蒸首乌、女贞子滋补肝肾，从本入手，共为君药。决明子能清肝泻浊，润肠通便，使气血顺畅而不病。药理证实，决明子的降脂作用可能是由于蒽醌糖苷的导泻作用，减少肠道对胆固醇的吸收及增加排泄，通过反馈调节低密度脂蛋白代谢，从而降低血清胆固醇水平，提高高密度脂蛋白的含量。泽泻《本草蒙荃》谓其："泻伏，去留垢"，《本草纲目》云其能"渗湿热，行痰饮，痰饮肿胀等等诸症，用此甘淡微咸以为渗泄，则浊气自降，而清气上升，所谓一除而百病与之俱除也"。报道表明，泽泻降低低密度脂蛋白、胆固醇和三酰甘油的作用明显；泽泻能促进逆向转运胆固醇，使胆固醇较多地运用肝分解代谢，抵制主动脉内膜斑块生成，与决明子二者共为臣药。山楂性味酸、甘、微温，归脾、胃、肝经，能消食积散瘀血，辅助君臣，使补中有通。生山楂有降低胆固醇及甘油三酯、降低血液黏稠度、改善血液循环的作用已得到公认；水蛭味咸、苦，性平，有小毒，具有破血逐瘀、攻坚散结、化浊通络之功，临床常用于瘀血为主的各种病症。高脂血症与瘀血关系密切，药理研究，水蛭所含水蛭素有抗凝血、阻止凝血酶及纤维蛋白原的作用，从而使血液黏稠度降低，是治疗高脂血症的要药。

（4）安脂方（古宇环）

药物组成：黄芪15克，何首乌15克，生蒲黄10克，丹参15克，赤芍12克，虎杖8克，生山楂15克，陈皮8克，决明子15克，荷叶12克。

主治：脂肪肝、高脂血症。

方解：方中以黄芪益气健脾，何首乌补肾，蒲黄活血化瘀同为君药；配以丹参、赤芍、虎杖活血化瘀，山楂健脾消食散瘀，同为臣药；陈皮行气化痰，以决明子、荷叶2味清利之品，辅助上药以祛浊，同为佐药。现代药理学研究表明，何首乌、山楂、决明子、荷叶有降血脂、抗动脉粥样硬化作用；蒲黄有降血脂、降低血黏度的作用；丹参、赤芍、虎杖有抗血小板聚集、降低血液黏稠度、改善微循环作用。

（5）补肾化湿汤（贺俭）

药物组成：何首乌12克，菟丝子12克，陈皮6克，茯苓10克，白术10克，决明子15克，莱菔子10克，生山楂10克，泽泻15克，甘草6克。

主治：脂肪肝、高脂血症。

方解：补肾化湿汤中何首乌、菟丝子补肾益精，共为君药；茯苓、白术、陈皮、泽泻健脾化湿，山楂、莱菔子消食导滞，同为臣药；决明子养阴柔肝而轻泻，为佐使之药。诸药配合共奏降脂之功效。现代药理研究也证实，何首乌能减少肠道总胆固醇的吸收，阻止总胆固醇在肝内沉积，缓解动脉粥样硬化的形成；山楂能抑制总胆固醇的合成；泽泻有干扰总胆固醇的吸收、分解或排泄的作用。

（6）补肾化浊汤（贺燕勤）

药物组成：桑寄生 15 克，生何首乌 15 克，山楂 15 克，泽泻 15 克，茵陈 15 克，决明子 15 克，丹参 15 克。

主治：脂肪肝、高脂血症。

方解：中医学认为高脂血症与痰浊有关。痰浊的形成与高脂饮食、脾之运化、肾的温煦功能有关，尤与肾关系密切。本方中桑寄生、何首乌，平补肝肾，阴阳两补；泽泻、茵陈、决明子，清热利湿泻浊；山楂、丹参活血化瘀，消食化积。合方以补肾化浊为主，故能收到良效。

（7）健脾化痰方（周美芳）

药物组成：黄芪 20 克，生地黄 15 克，葛根 10 克，决明子 20 克，生山楂 20 克，泽泻 10 克，当归 10 克，川芎 10 克，赤芍 10 克，牛膝 10 克。

加减：头昏目眩加天麻 15 克，钩藤 15 克；手脚麻木加鸡血藤 15 克，木瓜 15 克；胸闷胸痛加瓜蒌 15 克，薤白 10 克；腹胀明显加枳壳 10 克；口渴明显加天花粉 15 克。

主治：脂肪肝、高脂血症（痰瘀互结型）。

方解：黄芪健脾益气；泽泻渗湿热，行痰饮；川芎活血行气，当归活血行血，为血中气药；牛膝通血脉，祛瘀血，并引血下行；生地黄配当归养血活血，使瘀去阴不伤；赤芍清热凉血，活血散瘀；葛根轻清升散，升清以降浊。方中山楂《本草纲目》谓："化饮食，消肉、症积、痰饮、痞满、滞血胀痛。"合决明子清肝泻火，可荡涤食滞痰浊。全方健脾行气、消食导滞、化痰祛瘀，寓消于补，使邪去正安。现代药理研究表明，川芎有较强的扩张血管作用；葛根能扩张血管，增加血流量、抑制血小板聚集；当归提高红细胞表面电荷，降低血小板聚集及抗血栓形成，有降血脂作用；牛膝可加速血液，使血黏度下降，并可降低血浆胆固醇；决明子有降压和降血清胆固醇作用。诸药合用有改变血液的流变性、降低血液的高黏聚凝状态、抑制血小板聚集、改善循环的作用，从而取得满意的临床疗效。

（8）调脂汤（顾维纲）

药物组成：生何首乌 30 克，当归 10 克，川芎 10 克，槐花 10 克，决明子 30 克，泽泻 15 克，生山楂 20 克，丹参 30 克，生蒲黄 9 克。

主治：脂肪肝、高脂血症。

方解：调脂汤方中生何首乌、决明子清肝益肾养血；槐花清热凉血；泽泻利尿渗湿泻相火；生山楂行瘀化痰消积；川芎、当归、丹参、蒲黄行气解郁、活血化瘀。全方共奏滋阴降火、通脉降脂之功。现代药理研究表明，方中药物能改变血小板的结构的功能，改善血液浓、黏、聚状态，促进脂类物质代谢和抑制体内对脂类物质的吸收，减少脂类物质在血管壁的沉积，降低血液中脂类物质水平。其中，生何首乌、决明子、蒲黄、丹参、生山楂均具有抑制脂质和胆固醇内源性合成和抑制脂质吸收的作用。

（9）调脂汤（李儒文）

药物组成：薤白 12 克，瓜蒌 15 克，贝母 10 克，茶树根 15 克，半夏 12 克，薏苡仁 15 克，何首乌 15 克，泽泻 15 克，陈皮 15 克，山楂 20 克，郁金 15 克，丹参 15 克。

加减：气虚者加黄芪、黄精各 15 克；阳虚者加杜仲 15 克；血瘀者加红花、五灵脂各 10 克；肝胆湿热者加决明子、半枝莲各 15 克。

主治：脂肪肝、高脂血症。

方解：调脂汤方中何首乌、薏苡仁、杜仲补益脾肾；茶树根、陈皮、山楂健脾消食；瓜蒌、贝母、半夏、泽泻、薤白除湿化痰散结；丹参、郁金活血化瘀。现代药理研究表明，薤白具有降 TC、TG、β- 脂蛋白，升高高密度脂蛋白 HDL，尤其是升高 HDL2 的作用。何首乌、泽泻能抑制血清胆固醇升高，减少肠道吸收胆固醇；茶树根、山楂能降低血清 TC、TG，促进脂质在肝内氧化。全方不仅能调节血脂、缓解临床症状，对心脑血管疾病也有明显防治作用。

（10）调脂汤（鲍荣琦）

药物组成：生何首乌 30 克，黄精 15 克，桑寄生 15 克，决明子 15 克，生山楂 30 克，泽泻 10 克，柴胡 5 克，山茱萸 5 克，水蛭 5 克，丹参 20 克，生大黄（后下）5 克。

主治：脂肪肝、高脂血症。

方解：方中生何首乌、黄精补肝肾，益精血；桑寄生补肝肾，强筋骨；决明子清肝益肾；泽泻渗水湿，湿去痰化；生山楂行瘀化痰消食；柴胡行气解郁，与滋阴之山茱萸相伍亦不伤阴；水蛭、丹参、生大黄活血化瘀。诸药相伍，标本兼治，滋肝肾、化痰浊、祛瘀滞并举。现代药理研究表明，何首乌能降低胆固醇和 TG；大黄可促进胆固醇排泄，减少其吸收而具有降脂作用；山楂、决明子、泽泻能抑制胆固醇合成；柴胡抑制 TG 合成；丹参、水蛭除具有降脂作用外，还能降低血液黏稠度，抑制血小板聚集，抗动脉硬化及改善微循环。

（11）调脂饮（李香珍）

药物组成：何首乌、决明子各 30 克，生山楂、丹参各 20 克，补骨脂、白芥子、泽泻、枳壳各 10 克。

加减：肝肾阴虚加生地黄、墨旱莲各 15 克；脾肾阳虚加菟丝子、党参各 15 克；瘀血阻滞加郁金、赤芍各 15 克；痰热壅盛加全瓜蒌 30 克，胆南星 10 克。

主治：肾虚型高脂血症。

方解：方中何首乌、决明子、生山楂，可滋肾填精，又有消积润肠之功，使堆积之脂类从大肠而去；丹参、生山楂活血化瘀，消散脂类；白芥子化痰通络，泽泻渗湿利水，二药相合，使壅滞之湿浊从小便排出；补骨脂补肾气不足，更有助阳生精之意；积壳调理一身气机，使气机调和，血运畅通，水液得化，瘀痰自消。诸药相合，具有滋肾填精、化瘀祛痰之效。

（12）复方降脂汤（支元林）

药物组成：决明子30克，泽泻10克，茵陈30克，山楂30克，丹参20克，虎杖15克，郁金15克，何首乌30克，白豆蔻12克，佩兰12克，当归15克，葛根20克。

加减：脾虚湿盛加党参、白术、茯苓、半夏、陈皮；气滞血瘀加赤芍、川芎、白术、红花；气阴两虚加白芍、枸杞子、熟地黄、桑寄生。

主治：脂肪肝、高脂血症（肾阴不足型）。

方解：高脂血症属于中医湿浊、痰证范畴。其发生多因饮食不节、久食膏粱厚味甘肥之品，损伤脾胃，肝肾阴虚，气机失常所致。肾阴不足引起脾阳虚，运化失调，肾阴虚元阴不足，水不涵木，肝阴不足，血脂代谢失调而导致高脂血症。复方降脂汤中决明子、泽泻、茵陈、虎杖、佩兰清热渗湿祛浊；山楂、白豆蔻健胃消食；丹参、郁金、当归、何首乌活血散瘀、滋补肝肾。诸药合用共奏健脾渗湿、活血散瘀祛浊、补肝肾之功效。

（13）葛根祛湿汤（陆新）

药物组成：葛根18克，党参20克，白术、茯苓、神曲各15克，白豆蔻6克，干姜、木香各3克，砂仁、青皮、陈皮各5克，猪苓、泽泻、丹参、郁金各10克。

主治：脂肪肝、高脂血症。

方解：方中葛根透邪生津；郁金、丹参活血化瘀，软化血管，降低血黏度；白豆蔻、木香、砂仁芳香行气泄浊；青皮、陈皮醒脾燥湿化痰；猪苓、泽泻利湿浊；党参、白术、茯苓、干姜、神曲益气健脾，消食化痰浊，以绝生痰之源。全方补泻兼施，标本兼顾，通过健脾益气、燥湿化痰、活血化瘀而降血脂。

（14）黑白双金饮（郭兴旺）

药物组成：何首乌20克，决明子20克，丹参15克，山楂15克，泽泻20克，白芍10克，郁金15克，鸡内金10克，当归10克。

加减：阴虚湿阻者，加苍术10克，桂枝10克；气滞血瘀者，加桃仁10克，红花10克；痰浊内盛者，加半夏10克，茯苓30克。

主治：脂肪肝、高脂血症。

方解：方中山楂、鸡内金健脾胃消食以导滞、散宿血、消瘀血；何首乌补肝肾、益精血、解毒通便、润肠清血、降脂减肥；白芍、决明子养阴柔肝而轻泻；泽泻渗湿降浊，以乏生痰之源；丹参、当归、郁金，活血散瘀、清心解郁、化痰，诸药配合共奏降脂之功效。现代药理研究也证实，山楂能抑制总胆固醇的合成；泽泻有干扰总胆固醇的吸收、分解和排泄作用；何首乌能减少肠道总胆固醇的吸收，阻止总胆固醇在肝内的沉积，缓解动脉粥样硬化的形成；丹参抑制血小板聚集而起抗凝血作用。

（15）葛根降脂汤（郑友丽）

药物组成：葛根30克，柴胡10克，山楂12克，鸡内金10克，女贞子15克，茯苓15克，神曲15克，郁金12克，甘草6克。

加减：痰多者加海蛤壳12克；苔厚腻者加佩兰10克。

主治：脂肪肝、高脂血症。

方解：葛根降脂汤以葛根为君药，柴胡、山楂、女贞子、茯苓、神曲、郁金等为臣药。全方具有降脂活血、滋补肝肾、舒肝解郁、化痰祛瘀等功效，通过扶正祛邪，调整机体的功能，而达到调整血脂的目的。药理研究结果表明，从葛根中提取的单体异黄酮化合物具有扩张动脉、解除血管痉挛等作用，可调节血压，降低血脂；柴胡含柴胡皂苷，能使血中胆固醇下降，提高高密度脂蛋白而降低低密度脂蛋白水平；女贞子可明显降低胆固醇、TG 和升高高密度脂蛋白，具有促进脂质排出、抑制其吸收等作用。

（16）化瘀逐痰方（翟英）

药物组成：丹参 30 克，水蛭 6 克，桃仁 10 克，红花 10 克，川芎 6 克，薏苡仁 30 克，茯苓 12 克，山楂 10 克，蜈蚣 2 条，地龙 10 克，黄芪 15 克。

主治：脂肪肝、高脂血症（痰瘀互结型）。

方解：化瘀逐痰方取丹参、水蛭化痰逐瘀，使血中滞者散、瘀者通。丹参得桃仁、红花、川芎，化瘀散结之力尤胜，水蛭配薏苡仁、茯苓、山楂化痰结以涤血中脂浊沉着，通经达络，水蛭、蜈蚣、地龙等虫类之品，搜剔经络之痰，以通经络之闭塞。诸般活血通络之品尤恐力逊，更加黄芪以助破血清瘀推动之力，更无伤血耗气之虞。现代药理研究表明，活血化瘀药能降低血清总胆固醇，对主动脉壁总胆固醇和总脂质也有减少作用，而使斑块消退。化瘀逐痰方作用机制可能是通过影响脂质的吸收、脂蛋白的形成、脂质的降解和排泄等达到降血脂的目的。丹参、川芎、桃仁、红花皆能扩张血管，降低脂蛋白，减轻红细胞瘀滞、聚集，降低血液黏稠度，从而调整血浆中脂质成分的含量。水蛭含水蛭素、组胺样物质、肝素和抗血栓素等成分，具有抗凝、降低血液黏稠度、溶栓等作用。薏苡仁、茯苓、山楂调节运动神经末梢和平滑肌；蜈蚣、地龙攻毒散结，通络走窜力速。诸药合用共奏破瘀导滞、祛湿涤痰之功，使脂浊转输得以代谢，从而达到降脂作用。

（17）化浊降脂汤（才向军）

药物组成：制何首乌、苍术、泽泻、山楂各15克，决明子12克，女贞子10克，红花6克。

加减：肝肾阴虚加枸杞子、黄精；痰浊中阻者加陈皮、半夏；胃热腑实者加黄连、大黄；肝郁气滞者加茵陈、柴胡。

主治：脂肪肝、高脂血症。

方解：枸杞子味甘性平长于滋补肝肾，何首乌不碍湿浊，合女贞子补肝肾益精血；苍术苦温长于燥湿健脾，有化浊之力，山楂酸甘微温消食健脾，泽泻、决明子泄湿浊，红花活血化瘀防脂质沉积。

现代药理研究及动物试验证实，枸杞子中的甜菜碱能使肝中的磷脂和胆固醇含量降低；山楂有明显的降低血胆固醇和增加冠状动脉流量的作用；何首乌能降低血胆固醇，减少胆固醇的吸收，加速其运转及减少沉着；女贞子可降低血胆固醇和β-脂蛋白，明显减轻动脉硬化病变；泽泻能抑制脂质的吸收和合成，加速其运转和排泄，使高密度脂蛋白的含量升高；决明子也有明显降胆固醇和TG的作用。

（18）疏肝健脾方（王慧英）

药物组成：党参10克，柴胡10克，藿香10克，杏仁10克，橘红10克，白术10克，白芍15克，决明子10克，生山楂15克，香附10克，泽兰30克，白矾3克，白豆蔻6克，白梅花6克。

加减：大便黏腻或便秘，加用黄芩、黄连；大便稀加用茯苓；头晕、头沉，加旋覆花、赭石、菊花；乏力、腰酸，加麦冬、五味子、续断。

主治：脂肪肝、高脂血症。

方解：方用柴胡、香附、白梅花疏肝理气解郁，同时配合白芍柔肝养肝，肝木柔则不刚，两者配合顺其条达之性，治疗肝郁；用党参健脾、白术健脾祛湿，同时配合藿香、白豆蔻芳化醒脾，使脾气健运，肝气条达，祛除了生痰之因；配合泽兰活血，杏仁、橘红化痰，生山楂、决明子、白矾均有降血脂作用。

（19）乌精楂黄汤（王丽双）

药物组成：何首乌、山楂各 15 克，黄精、淫羊藿、茵陈、泽泻各 12 克，姜黄、石菖蒲各 9 克，大黄、陈皮各 6 克。

加减：肝阳上亢、头痛眩晕者加天麻、钩藤；胸闷心悸、舌紫黯加瓜蒌、薤白；偏脾胃虚弱者加黄芪、党参、山药；偏肝肾阴虚者加生地黄、桑寄生、枸杞子。

方解：高脂血症相当于祖国医学痰湿、浊阻、血瘀范畴，多由脾虚不健或饮食不节，嗜食肥甘厚味，伤及脾胃，致运化失常，内生痰浊，湿热痰浊瘀阻血脉，气血运行不畅所致。临床患者多同时见有脾肾功能衰退的体征，病机应以脾肾之虚为本，痰浊血瘀为标，治疗当以健脾益肾、豁痰化浊祛瘀相结合，并随症加减。方中何首乌、黄精、淫羊藿补肾健脾、扶正培本，石菖蒲、泽泻、茵陈、陈皮豁痰降浊渗湿，丹参、山楂、姜黄、大黄活血化瘀通脉。诸药合用，祛瘀化浊而不伤正，补肾健脾而不留邪，疗效满意。

（20）导痰汤（王化猛）

药物组成：清半夏 12 克，胆南星、橘红、炒枳实各 10 克，茯苓 30 克。

加减：痰浊凝滞型加白芥子 20 克；痰凝血瘀型加丹参、蒲黄各 15 克；痰凝阳亢型加决明子 15 克，石决明（先下）20 克，夏枯草 10 克；痰凝阴亏型加熟地黄、枸杞子各 10 克；痰凝脾虚型加炒白术、绞股蓝各 15 克。

主治：脂肪肝、高脂血症。

方解：高脂血症可以认为是冠心病的促进因子和危险因子，并与诸多疾病密切相关。遵仲景"痰饮以温药和之"之明训，用半夏、胆南星，辛温性燥而燥湿化痰；橘红、枳实，理气燥湿，散结化浊，使气顺痰消；

茯苓健脾渗湿，使脾旺痰无由生。此乃导痰主方，随症化裁，或益以活血、或平肝、或滋阴、或益气之品，相得益彰，配合饮食调控，多动少静，防治结合，故能收到满意疗效。

11　治疗脂肪肝的中成药有哪些

中成药治疗脂肪肝的原则是根据"证"来决定用药，所谓"辨证论治"就是指此。通常有清热利湿、疏肝健脾、疏肝解郁、健脾调中、滋肾柔肝、健脾益气等治疗原则，虽然证型与原则不同，但只要应用得当，效果都很好。如舒肝丸、顺气丸、逍遥丸等对脂肪肝都有一定的疗效。在应用中成药治疗脂肪肝时，首先要在医生的指导下，确定相应的证型，方能取得好的疗效。在脂肪肝治疗过程中，如果能达到药与证相符，疗效会非常好，可达到事半功倍的效果。需要说明的是，虽然治疗脂肪肝的药物品种繁多，但真正明显有效者屈指可数。因此对于那些没有得到正式批准和公认有效的药物最好不用，以防止药物中毒和加重肝负担，反而对治疗不利，凡对肝有损害的药物均应慎用或禁用。脂肪肝患者用药一定要在专科医生指导下规范用药，用药的原则：少而精，以安全有效为准。

（1）越鞠丸

组成：香附、川芎、栀子、苍术、神曲。

功效：理气宽中，解郁消胀。适合于慢性胃炎、脂肪肝、肝炎所致的胸脘痞闷、腹中胀满、嗳气吞酸。

用法：口服。每次6～9克，一日2～3次。

（2）逍遥丸

组成：当归、柴胡、茯苓、白术、甘草等。

功效：疏肝健脾，养血调经。用于肝气不舒、胸胁胀痛、头晕目眩、食欲缺乏、月经不调。逍遥丸对肝气郁积型脂肪肝患者尤为适宜。

用法：口服。水丸，每日 1 ～ 2 次，每次 6 ～ 9 克；大蜜丸，每日 2 次，每次 1 丸；浓缩丸，每日 3 次，每次 8 丸；冲剂，开水冲服，每日 2 ～ 3 次，每次 6 克，或遵医嘱；合剂，每日 2 次，每次 10 ～ 15 毫升，用时摇匀；口服液，每日 2 次，每次 10 毫升。

（3）脂必妥片

组成：本品主要成分为红曲等天然药物，经现代科技精制而成。

功效：活血化瘀、健脾消食。用于高脂血症、动脉粥样硬化及由此引起的头晕、头痛、胸闷、胸痛、肢体麻木、舌质紫黯或有斑点等症。

用法：脂必妥片，口服，每日 3 次，每次 3 片。

（4）东宝肝泰片

组成：蛋氨酸、重酒石酸胆碱、维生素 B_{12} 等 9 种药物组成。

功效：本品具有明显的趋脂作用，降血脂，并可明显改善肝病的消化系统症状，主治脂肪肝、急性肝炎、慢性肝炎、肝硬化等病证。

用法：口服，每日 3 次，每次 3 片，2 个月为 1 个疗程。

小贴士

试验亦证明，东宝肝泰片对肝硬化模型肝胶原蛋白的增生有一定的抑制作用，可用于脂肪肝肝硬化的治疗。本品对上腹不适、厌食、腹胀、疼痛且伴有明显的转氨酶升高等肝功能改变，腹部肥胖并患有脂肪肝的患者亦有明显疗效。

（5）血脂康胶囊

组成：血脂康胶囊以传统的中医药理论为依据，运用现代生物技术研制而成的纯天然中药制剂。

功效：本胶囊制剂富含胆固醇合成酶抑制剂及人体所需的多种氨基

酸和不饱和脂肪酸等有效物质，具有降低人体血清总胆固醇、三酰甘油、低密度脂蛋白、动脉粥样硬化指数等作用，并可升高高密度脂蛋白，稳定而综合地调节异常血脂，对高脂血症、脂肪肝、冠心病及由动脉粥样硬化引起的其他心脑血管疾病具有一定的预防和治疗效果。

用法：血脂康胶囊，口服，早、晚饭后1次，每次2粒，或遵医嘱。

注意：①孕妇及哺乳期妇女慎用。②长期服用应注意检查肌酸磷酸激酶、丙氨酸氨基转移酶。③合并服用抗凝血药物的患者，应适当调整抗凝血药物的剂量。

（6）龙胆泻肝丸

组成：龙胆、柴胡、黄芩、栀子、泽泻、关木通、车前子、当归、生地黄、甘草。

功效：清肝胆，利湿热。适用于肝胆湿热，症见头晕目赤、耳鸣耳聋、耳肿疼痛、胁痛口苦、尿赤涩痛。龙胆泻肝丸对肝胆湿热型脂肪肝患者尤为适宜。本品具有抗菌、消炎、解热、利胆、护肝、降压、降血脂、利尿等作用。

用法：口服。水丸，每日2次，每次3～6克；蜜丸，每日2次，每次1～2丸；浓缩丸，每日2次，每次8克；冲剂，开水冲服，每日2次，每次6克；口服液，每日3次，每次1支，10日为1个疗程，或遵医嘱；片剂，每日3次，每次4～6片。

小贴士

从现有资料看，木通中毒剂量可造成肾小管损伤，重点为近曲小管，也包括远曲小管和集合管，突出表现在皮、髓交界部，这也是许多利尿药物的药理作用部位。木通的利尿药理作用是否与其肾毒性密切相关，尚有待进一步了解。不论情况如何，鉴于木通的强烈肾毒性，在有肾脏病变的情况下应用木通利尿，需要十分慎重。木通急性中毒往往发展为慢性肾损害（慢性小管间质性肾炎），表明药物成分具有"胞浆毒"的特征，长期滞留于细胞内带来慢性损害。所以，龙胆泻肝丸治疗湿热型性功能障碍需要在医生的严密指导下进行，不可私乱用。

（7）舒肝丸

组成：川楝子、延胡索（醋制）、白芍（酒炒）、片姜黄、木香、沉香、豆蔻仁、厚朴（姜制）、陈皮、枳壳（炒）、朱砂等13味。

功效：疏肝和胃，理气止痛。用于肝郁气滞，胸胁胀满，胃脘疼痛，嘈杂呕吐，嗳气泛酸。

用法：口服，一次一丸，每日2～3次。

注意：孕妇慎用。

（8）木香顺气丸

组成：木香、砂仁、香附（醋制）、槟榔、甘草、陈皮等。

功效：行气化湿，健脾和胃。用于湿浊阻滞气机所致的胸膈痞闷、脘腹胀痛、呕吐恶心、嗳气纳呆。

用法：口服。每次6～9克，每日2～3次。

注意：中气不足、胃阴亏乏者忌用。孕妇慎服。忌食生冷油腻之物。

（9）香砂枳术丸

组成：木香、枳实（麸炒）、砂仁、白术（麸炒）。

功效：健脾开胃，行气消痞。适用于脾虚气滞，脘腹痞闷，食欲不振，大便溏软者，本药剂对脾气虚弱型脂肪肝患者尤为适宜。

用法：每日2次，每次10克。

注意：在服用本丸期间，忌食生冷食物。

说明：本成药含挥发油，经动物试验观察具有促进肠胃蠕动、固肠止泻、促进肝细胞恢复、降低胆固醇等作用。经临床实践观察，本成药对脂肪肝脾气虚弱兼有滞的患者有较好的疗效。

（10）绞股蓝总甙片

组成：绞股蓝总甙片是国内某药用植物开发研究所研制的第一个国家级Ⅱ类新药，为绞股蓝全草中提取的多种人参皂苷及绞股蓝总甙。

功效：降血脂，养心健脾，益气和血，化痰祛瘀。适用于高脂血症，兼有心悸气短、胸闷、肢麻、眩晕头痛、健忘耳鸣、自汗乏力或脘腹胀满等痰瘀交阻、心脾气虚、肝郁气滞者。

用法：片剂，口服，每日3次，每次2～3片；胶囊，每日3次，每次2～3粒，或遵医嘱，温开水送下。用于高脂蛋白血症时，需连用3个月，血脂降至正常后，再连用2个月以上，以巩固疗效。

（11）香砂六君子丸

组成：木香、砂仁、党参、白术、茯苓、甘草、半夏、陈皮。

功效：健脾和胃，理气止痛。适用于慢性胃炎、脂肪肝、肝炎所致的胸脘胀闷，呕吐泄泻。

用法：口服。每次6～9克，一日2～3次。

小贴士

香砂六君子丸具有健脾和胃、增强机体免疫力、止酸、祛痰等功能，在临床应用中，香砂六君子丸对脂肪肝有较好的治疗功效。有学者在《时方新用》中，以丸改汤加减，即太子参12克，苍术12克，赤芍12克，白蔻仁（后下）10克，砂仁（后下）10克，栀子10克，鸡骨草30克，半枝莲30克，泽泻20克，土茯苓20克，每日1剂，水煎服。治疗本病 1 例，随症加减连服 14 剂病告痊愈。经临床验证，本品随证加味，可用于胃扭转等伴有脾虚肝郁者，且对脂肪肝脾气虚弱兼有肝郁气滞的患者有较好的疗效。

12　临床常用的西药降血脂药有哪些

（1）辛伐他汀 [基]（Simvastatin，舒降之）

作用类别：为羟甲基戊二酸单酰辅酶 A（HMG-CoA）还原酶抑制药；药物本身无活性，其水解产物在肝内通过竞争性抑制胆固醇合成过程中的限速酶 HMG-CoA 还原酶，使胆固醇的合成减少及低密度脂蛋白受体合成增加，从而使血胆固醇和低密度脂蛋白水平显著降低；也可中度降低血三酰甘油和增高血高密度脂蛋白水平。适应证：用于高脂血症，冠心病和脑卒中的防治。用法：口服，①高胆固醇血症，初始剂量一次 10 ～ 20mg，晚间顿服，心血管事件高危人群，推荐初始剂量一次 20 ～ 40mg，晚间顿服，调整剂量应间隔 4 周以上。②纯合子家族性高胆固醇血症，推荐一次 40mg，晚间顿服；或一日 80mg，分早晨 20mg、午间 20mg 和晚间 40mg 服用。制剂：片（胶囊）剂，5mg、10mg、20mg。不良反应：常见恶心、腹泻、皮疹、消化不良、瘙痒、脱发、眩晕；罕见肌痛、胰腺炎、感觉异常、外周神经病变、血清谷草转氨酶显著和持续升高、横纹肌溶解、肝炎、黄疸、血管神经性水肿、脉管炎、血小板减少症、嗜酸性粒细胞增多、关节痛、光敏感性、发热、潮红、呼吸困难等。禁忌：对本药过敏者；原因不明的转移酶持续升高者；活动性肝病患者；孕妇、哺乳期妇女。注意：对其他 HMG-CoA 还原酶抑制药过敏者；大量饮酒者；有肝病史者；肌病患者慎用。妊娠分级：X。医保：

甲类，口服常释剂型；乙类，滴丸剂。

（2）阿托伐他汀（Atorvastatin，立普妥）

作用类别：为羟甲基戊二酸单酰辅酶 A（HMG-CoA）还原酶抑制药；可使肝脏低密度脂蛋白（LDL）受体代偿性上调，最终导致 LDL-C 和其他富含载脂蛋白（apo）B 的脂蛋白颗粒，包括中间密度脂蛋白和极低密度脂蛋白（VLDL）的摄入和分解加速；同时由于阿托伐他汀的作用时间长，可进一步抑制肝脏内富含 apoB 脂蛋白的合成，最终导致血浆 LDL-C、胆固醇（TC）、VLDL-C、甘油三酯（TG）水平下降。适应证：用于高胆固醇血症；冠心病和脑卒中的防治。用法：口服。①原发性高胆固醇血症和混合型高脂血症，初始剂量一日 10mg。②杂合子型家族性高胆固醇血症，初始剂量一次 10mg，一日 1 次。逐步加量（间隔 4 周）至 40mg，如仍不满意，可将剂量增加至一次 80mg，一日 1 次或加用胆酸螯合剂。③纯合子型家族性高胆固醇血症，一次 10～80mg，一日 1 次。④预防性用于存在冠心病危险因素的患者，一日 10mg，一日 1 次。制剂：片（胶囊）剂，10mg、20mg、40mg。不良反应：常见胃肠道不适（便秘、胃胀气、消化不良、腹痛）、头痛、眩晕、感觉异常、失眠、皮疹、瘙痒、视物模糊、味觉障碍；少见厌食、呕吐、血小板减少症、脱发、高糖血症、低糖血症、胰腺炎、外周神经病变、阳痿；罕见肝炎、黄疸、横纹肌溶解、肌炎、肌痛等。禁忌：对本药过敏者；原因不明的转移酶持续升高者；活动性肝病患者；肌病；孕妇、哺乳期妇女。注意：对其他 HMG-CoA 还原酶抑制药过敏者；大量饮酒者；有肝病史者慎用。妊娠分级：X。医保：乙类（限二线用药）。

（3）氟伐他汀（Fluvastatin，来适可）

作用类别：为羟甲基戊二酸单酰辅酶 A（HMG-CoA）还原酶抑制药，无须代谢转化而直接具有药理活性；作用部位在肝，具有抑制内源性胆固醇的合成，降低肝细胞内胆固醇的含量，刺激低密度脂蛋白（LDL）受体的合成，提高 LDL 微粒的摄取，降低血浆总胆固醇浓度的作用。适应证：用于原发性高胆固醇血症；原发性混合型血脂异常。用法：口服，一次 20 ～ 40mg，晚餐时或睡前顿服。剂量可按需调整，反应不佳者可一次 40mg，一日 2 次。制剂：片（胶囊）剂，20mg、40mg。不良反应：常见腹泻、胀气、眩晕、头痛、恶心、皮疹；少见肌痛、背痛、失眠；其他他汀类药治疗时出现的肌炎、横纹肌溶解少见。禁忌：对本药过敏者；原因不明的转移酶持续升高者；活动性肝病患者；严重肾功能不全；妊娠、哺乳期妇女。注意：轻至中度肾功能不全的患者不必调整剂量；18 岁以下患者不推荐使用；对其他 HMG-CoA 还原酶抑制药过敏者；大量饮酒者；有肝病史者慎用。妊娠分级：X。医保：乙类（限二线用药）。

（4）洛伐他汀（Lovastatin）

作用类别：为羟甲基戊二酸单酰辅酶 A（HMG-CoA）还原酶抑制药，作用部位在肝脏，使胆固醇的合成减少；触发肝代偿性增加低密度脂蛋白（LDL）受体的合成，使肝对 LDL 的摄取增加，最终使血胆固醇和 LDL 水平降低，同时有利于动脉粥样硬化和冠心病的防治。适应证：用于高胆固醇血症；混合型高脂血症。用法：口服，一次 10 ～ 20mg，一日 1 次，晚餐时服用。剂量可按需调整，最大剂量不超过一日 80mg。制剂：片（胶囊）剂，10mg、20mg。不良反应：常见胃肠道不适、腹泻、胀气、眩晕、头痛、恶心、皮疹、视物模糊、味觉障碍；偶见血转氨酶可逆性升高；少见阳痿、失眠；罕见肌炎、肌痛、横纹肌溶解。禁忌：对本药过敏者；原因不明的转移酶持续升高者；活动性肝病患者；妊娠、哺乳期妇女。注意：中度肾功能不全的患者不必调整剂量；儿童长期安全性未确定；对其他 HMG-CoA 还原酶抑制药过敏者；大量饮酒者；有肝病史者慎用。妊娠分级：X。医保：乙类（限二线用药）。

（5）普伐他汀（Pravastatin，普拉固）

作用类别：为羟甲基戊二酸单酰辅酶 A（HMG-CoA）还原酶抑制药，通过肝、肾两条途径进行清除，所以肾或肝功能不全患者可通过代偿性改变排泄途径而清除，本品的血浆清除半衰期为 1.5 ～ 2 小时。适应证：用于原发性高胆固醇血症；混合型高脂血症；冠心病和脑卒中的防治。用法：口服，初始剂量一次 10 ～ 20mg，一日 1 次，睡前顿服。最大剂量一日 40mg。制剂：片（胶囊）剂，5mg、10mg、20mg。不良反应：常见胃肠道不适、腹泻、胀气、眩晕、头痛、恶心、皮疹、视物模糊、味觉障碍；偶见血转氨酶可逆性升高；少见阳痿、失眠；罕见肌炎、肌痛、横纹肌溶解。禁忌：对本药过敏者；原因不明的转移酶持续升高者；活动性肝病患者；妊娠、哺乳期妇女。注意：重度肾损害或有既往史；儿童长期安全性未确定；对其他 HMG-CoA 还原酶抑制药过敏者；大量饮酒者、有肝病史者慎用。妊娠分级：X。医保：乙类（限二线用药）。

（6）瑞舒伐他汀（Rosuvastatin，可定）

作用类别：为羟甲基戊二酸单酰辅酶 A（HMG-CoA）还原酶抑制药。适应证：用于混合型血脂异常症；原发性高胆固醇血症；混合型高脂血症；纯合子家族性高胆固醇血症。用法：口服，初始剂量一次 5mg，一日 1 次。对于需要强效降低 LDL-C 的患者的初始剂量一次 10mg，一日 1 次。如有必要，可在治疗 4 周后调整剂量。一日最大剂量为 20mg。制剂：片（胶囊）剂，5mg、10mg、20mg。不良反应：常见头痛、头晕、便秘、恶心、腹痛、肌痛，少见瘙痒、皮疹、荨麻疹，罕见肌病和横纹肌溶解、转氨酶升高、关节痛；极罕见多发性神经痛、黄疸、肝炎等。禁忌：对本药过敏者；严重肾损害；原因不明的血清谷丙转氨酶 ALT、AST 持续升高者以及升高超过 3 倍正常值上限；肌病患者；同时使用环孢素者；孕妇及哺乳期妇女。注意：本人或家族史中有遗传性肌肉疾病，既往有对其他 HMG-CoA 还原酶抑制药或贝丁酸类的肌毒性史，年龄＞70 岁，同时使用贝丁酸类；大量饮酒者；有肝病史者慎用。应遵循个体化给药原则。妊娠分级：X。医保：乙类（限二线用药）。

（7）阿昔莫司（Acipimox）

作用类别：为烟酸类降脂药；抑制全身脂肪组织释放游离脂肪酸，使胆固醇和三酰甘油合成原料减少，从而使血浆总胆固醇、三酰甘油、低密度脂蛋白、极低密度脂蛋白含量降低；增加血浆中高密度脂蛋白含量，利于胆固醇的转运和清除；增加肝糖原合成，减少血糖含量，促使脂肪酸分解以维持血糖，使胆固醇和甘油三酯合成原料更趋降低。适应证：用于高三酰甘油血症（IV 型高脂蛋白血症）、高胆固醇血症（IIa 型）及混合型高脂血症（IIb、III 及 V 型）。用法：口服，一次 0.25g，一日 2～3 次，餐后服用。根据 TC 及 TG 水平调整剂量，一日总剂量不超过 1.2g。制剂：胶囊剂，0.25g。不良反应：面部潮热、皮肤瘙痒、恶心、呕吐、胃灼热感、上腹隐痛、腹泻、便秘、皮疹、荨麻疹、哮喘、低血压等。禁忌：对本药过敏者；严重消化性溃疡患者；孕妇、哺乳期妇女、儿童。注意：肾功能不全者慎用；长期用药者，用药期间应随访血脂、肝肾功能。医保：乙类。

（8）苯扎贝特（Bezafibrate，阿贝他）

作用类别：是贝特类酸性降血脂药物；能够降低三酰甘油、胆固醇及极低密度脂蛋白的水平，从而使高脂血症患者的脂质正常化。适应证：用于高三酰甘油血症、高胆固醇血症及混合型高脂血症。用法：口服，普通片，一次 0.2～0.4g，一日 3 次，餐后或与饭同服。维持量一日 0.4g，一日 2 次。缓释片，一日 1 次，一次 400mg，晚饭后服用。制剂：片剂，0.2g；缓释片剂，0.4g。不良反应：腹胀、恶心、食欲缺乏、呕吐、腹泻、

脂肪肝康复自我调养

便秘、头痛、眩晕、肌痛、肌无力、肌病、横纹肌溶解、性欲丧失、瘙痒、荨麻疹、肝功能损害、脱发、有使胆石增加的趋向等。禁忌：对本药过敏者；胆囊疾病史；出现光敏反应的患者；胆石症、原发性胆汁性肝硬化、严重肝及肾功能不全者；妊娠、哺乳期妇女、儿童。注意：肾功能不全者慎用；与其他 HMG-CoA 还原酶抑制药合用可能产生严重的肌肉损害，故禁止合用；肌酐清除率小于 60 毫升 /min 的老年患者，推荐使用普通片剂替代缓释片，并减少本药的剂量。医保：乙类。

（9）非诺贝特（Fenofibrate，力平之）

作用类别：为氯贝丁酸衍生物类血脂调节药；通过抑制极低密度脂蛋白和三酰甘油的生成并同时使其分解代谢增多，降低血液低密度脂蛋白（LDL）、胆固醇和三酰甘油；还使载脂蛋白 A I 和 A II 生成增加，从而增高高密度脂蛋白（HDL），本药尚有降低血尿酸作用。适应证：用于高胆固醇血症（IIa 型）；内源性高三酰甘油血症；单纯型（IV 型）和混合型（IIb 和 III 型）。用法：口服，普通片、胶囊，一次 0.1g，一日 3 次，维持量一次 0.1g，一日 1～2 次，用餐时服。微粒化胶囊剂，一次 0.16g 或 0.2g，一日 1 次。制剂：片剂，0.1g、0.2g；微粒化胶囊剂，0.16g、0.2g。不良反应：见苯扎贝特。禁忌：对本药过敏者；胆囊疾病史；胆石症、原发性胆汁性肝硬化；肝及肾功能不全者；妊娠、哺乳妇女、儿童。注意：血清 ALT、AST 升高超过 3 倍正常值以上时，停止治疗。妊娠分级：C。医保：乙类。

（10）吉非贝齐（Gemfibrozil，吉非罗齐）

作用类别：为非卤化的氯贝丁酯类降血脂药，作用较氯贝丁酯强而持久。适应证：用于饮食控制及减轻体重无效的 IV、V 型高脂血症；饮食控制及减轻体重及其他药物治疗无效的 IIb 型高脂血症。用法：口服，一次 0.3～0.6g，一日 2 次，早餐及晚餐前 30 分钟服用。制剂：片剂，0.15g；

胶囊剂，0.3g。不良反应：见苯扎贝特。禁忌：对本药过敏者；胆囊疾病史；胆石症、原发性胆汁性肝硬化、不明原因肝功能持续异常者；肝及肾功能不全者；妊娠、哺乳期妇女、儿童。注意：糖尿病、甲状腺功能减症者慎用；治疗 3 个月无效者停药。妊娠分级：C。医保：乙类。

（11）普罗布考（Probucol）

作用类别：通过抑制低密度脂蛋白的合成、促进其降解，有效降低低密度脂蛋白和高密度脂蛋白水平；还有抗氧化剂作用，抑制泡沫细胞形成，促进动脉粥样硬化病变的减轻和消退。适应证：用于高胆固醇血症。用法：口服，一次 0.5g，一日 2 次，早、晚餐时服用。制剂；片剂，0.125g、0.25g。不良反应：常见腹痛、腹泻、胀气、恶心、呕吐；少见头痛、头晕、感觉异常、失眠、耳鸣、皮疹、皮肤瘙痒等；罕见心电图 QT 间期延长、室性心动过速、血小板减少等。禁忌：对本药过敏者；近期心肌损害；严重室性心律失常；心源性或不明原因昏厥；QT 间期延长或正在使用延长 QT 间期药物；血钾或血镁过低者。注意：肾功能不全时需减量；孕妇、哺乳期妇女慎用；定期检查心电图 QT 间期。医保：乙类。

（12）烟酸肌醇酯（Inositol Nicotinate）

作用类别：为温和的周围血管扩张剂；在体内逐渐水解为烟酸和肌醇，故具有烟酸和肌醇二者的药理作用，具降脂作用；其血管扩张作用较烟酸缓和而持久，可选择性的使病变部位和受寒冷刺激的敏感部位的血管扩张，而对正常血管的扩张作用较弱；此外尚有溶解血栓、抗凝、抗脂肪肝、降低毛细血管脆性等作用。适应证：用于高脂血症、动脉粥样硬化、各种末梢血管障碍性疾病（如闭塞性动脉硬化症、肢端动脉痉挛症、冻伤、血管性偏头痛等）的辅助治疗。用法：口服，一次 0.2 ~ 0.6g，每日 3 次，连续服用 1 ~ 3 个月。制剂：片剂，0.2g。不良反应：可有轻度恶心、发汗、瘙痒等反应。禁忌：对本药或其他烟酸类药物过敏者；

活动性肝病、不明原因氨基转移酶升高等肝功能异常者；活动性溃疡病、有出血倾向者。注意：胃酸缺乏者应同时服用稀盐酸或柠檬汁以减少不良反应；孕妇、哺乳期妇女停用。医保：乙类。